PSICODRAMA BIPESSOAL

Sua técnica, seu terapeuta e seu paciente

CIP-BRASIL. CATALOGAÇÃO-NA-FONTE
SINDICATO NACIONAL DOS EDITORES DE LIVROS, RJ

Cukier, Rosa
Psicodrama bipessoal: sua técnica, seu terapeuta e seu paciente. Rosa Cukier. 6. ed. - São Paulo: Ágora, 2018.

ISBN 978-85-7183-415-6

1. Psicodrama 2. Psicoterapia e paciente 3. Psicoterapia
I. Título.

92-2350   CDD-616.89152
                                           NLM-WM 450

Índice para catálogo sistemático:

1. Psicoterapia bipessoal: Medicina   616.89152

www.editoraagora.com.br

Compre em lugar de fotocopiar.
Cada real que você dá por um livro recompensa seus autores
e os convida a produzir mais sobre o tema;
incentiva seus editores a encomendar, traduzir e publicar
outras obras sobre o assunto;
e paga aos livreiros por estocar e levar até você livros
para a sua informação e o seu entretenimento.
Cada real que você dá pela fotocópia não autorizada de um livro
financia o crime e
ajuda a matar a produção intelectual de seu país.

PSICODRAMA BIPESSOAL

Sua técnica, seu terapeuta e seu paciente

Rosa Cukier

EDITORA
ÁGORA

PSICODRAMA BIPESSOAL
Sua técnica, seu terapeuta e seu paciente
Copyright © 1992 by Rosa Cukier
Direitos desta edição reservados por Summus Editorial

Capa: **Airton Gomes (Agê)**

2ª reimpressão, 2024

Editora Ágora
Departamento editorial
Rua Itapicuru, 613 - 7º andar
05006-000 — São Paulo — SP
Fone: (11) 3872-3322
http://www.editoraagora.com.br
e-mail: agora@editoraagora.com.br

Atendimento ao consumidor
Summus Editorial
Fone: (11) 3865-9890

Vendas por atacado
Fone: (11) 3873-8638
e-mail: vendas@summus.com.br

Impresso no Brasil

Agradecimentos

Ao Nelson, querido companheiro que banca e estimula minhas buscas.

Às minhas filhas Karina e Vivian, por conviverem razoavelmente bem com esta mãe inquieta, que está sempre saindo para outro lugar, e a meu filho Renato, com quem briguei muito, mas que conseguiu finalmente me ensinar a manejar o computador. Vocês são presentes que a vida me deu!

Ao Guerry, também a propósito do computador. Que bom professor você é!

Aos meus amigos, Sonia Marmelstejn, Doroty Abramovich, Gisela Pires Castanho, Luís Falivene, Pedro Mascarenhas e Wilson Castelo de Almeida, por terem lido e dado valiosas contribuições a este livro e, sobretudo, por me estimularem a seguir em frente.

A todos os colegas da SOPSP—Sociedade de Psicodrama de São Paulo, aos meus grupos de supervisão e autodirigido com dr. Bustos, e ao GEM—Grupo de Estudos de Moreno. Adoro trocar idéias e discutir psicodrama com todos vocês!

A alguns profissionais da nossa área psicoafim, que gentilmente conversaram comigo e forneceram dados históricos ou técnicos de que eu necessitava: Antonio Carlos M. Godoy, José Roberto Wolf, Selma Ciornai, Vera Konigsberger... Obrigada para valer!

Que menininha safada!

Dentro de mim mora uma menininha magoada.
— Coitadinha! — dirão todos,
— o que lhe aconteceu?
— Meu pai fez assim,
minha mãe fez assado,
fato é — diz ela viçosa —,
que a Rosa me acolheu.

Eu a olho piedosa,
tão carente, tão chorosa,
me parece frágil, a pobre coitadinha
que me achego acolhedora,
sem defesa, protetora,
e lhe prometo continência.

— Será que você pode, por favor me defender? — diz ela,
Não deixar que nunca mais ninguém me magoe,
Promete-me com obstinação, criatura,
sua lealdade, sua cumplicidade?
Eu preciso disso para viver,
luxuriosamente, dentro de você,
até que a morte nos separe.

Eu não ouço a palavra morte,
minimizo o peso do compromisso que ela me propõe,
só me deixo atrair pela toada suave,
o por favor carente do seu apelo,
a certeza de que a dor dela é muito funda.

O que antes era uma rápida acolhida,
de repente se transforma num pacto
que não finda em vida,
eu inteira viro a menininha, e
sua dor agora se torna minha.
Sofre a mãe e sofre a filha.

Terapeutas!!! Podem vocês me dar as boas-vindas?

Passam-se os anos
e eu, cada vez mais a ela aderida,
já não posso respirar.
Ela é uma patroa exigente,
quando ameaço abandoná-la
põe seu outro disfarce,
e lá estou eu mais uma vez grudada,
arranjando confusões
para que ela possa ser carente

e amolecer meu coração
para de novo ter morada.

Sou serva desta garota, patroa magoada,
agora é ela quem comanda,
não sei se isso tem fim.
Desconfio que não posso retratá-la,
pois os réus, a quem ela acusa, já nem existem mais.

O mundo — o mundo inteiro
não lhe serve como júri,
ela sempre quer mais!!!
— Vejam como fui humilhada — diz ela,
— Vejam como fui traída! — grita agora,
— Façam algo, senhores respeitáveis!
— Defendam esta criança,
por tanto tempo submetida
a uma tortura alucinante!

O que faço com ela? vos pergunto,
tenho-lhe tanta pena!
Sei que está louca,
não sabe esquecer, renunciar.
Não posso vingá-la,
mas não posso tampouco abandoná-la.
Sem ela eu não seria quem sou.

Vem comigo, garotinha,
por ora, pelo menos,
até que eu encontre uma saída honrosa,
algum lugar dentro de mim
onde a sua dignidade se verá resgatada.

Vem comigo, doce, magoada,
safada, carente, humilhada
e tirana menininha.

Rosa

Dedico este livro a meus terapeutas Fonseca e Bustos, por terem me auxiliado a reconhecer essa menina e seus truques dentro de mim, e a todos os meus pacientes, que me permitem o acesso a essas fantásticas criaturas, menininhos e menininhas que os habitam.

Sumário

Apresentação 11

I   Introdução 13

II   O que é o psicodrama bipessoal? 17
   1. O psicodrama bipessoal na literatura 18
   2. Abordagens alternativas para terapias psicodramáticas
      individuais 21
   3. O psicodrama bipessoal de Bustos 22
   4. Meu enfoque 23

III   Enquadre básico 27

IV   Aquecimento 29
   1. Aquecimento inespecífico 31
      Aquecimento inespecífico verbal, 31; Aquecimento inespecífico em movimento, 32.
   2. Aquecimento específico 36
      Cena aberta, 36; Psicodrama interno, 37.

V   Dramatização 39
   1. Técnicas clássicas 40
      Duplo, 40; Espelho, 41; Inversão de papéis, 44; Solilóquio, 47; Maximização, 48; Concretização, 49.
   2. Dramatização em cena aberta 50
   3. Psicodrama interno 54
      O que é psicodrama interno?, 54; Quando surgiu e quem criou o psicodrama interno?, 55; Indicações e contra-indicações, 55; Descrição da técnica, 57.

4. Trabalho com sonhos 60
5. Trabalho com imagens ou esculturas 66

VI Jogo dramático 73
1. Um pouco de história 73
2. O que é jogar? 74
3. O que é o jogo dramático? 74
4. Classificação dos jogos dramáticos 75
5. Jogos explorativos 75
   Átomo social, 75; História psicodramática ou historiodrama, 79; Imagem da família ou átomo sociofamiliar, 80; História do nome, 80; O outro me apresenta, 81; Projeção do futuro, 81; Tirar a roupa ou esquema de papéis, 81; Fotografia, 82; Encontro do Eu grande com o Eu pequeno, 85; Técnica da cadeira vazia, 86.
6. Experimentos 88
   Experimentos supressivos, 88; Jogo dominador-dominado, 88; Situação inacabada, 89; Eu tenho um segredo, 92; Inversões, 93; Posso sugerir-lhe uma frase?, 93; Experimente seu sentimento, 93; Experimente sua fantasia, 94;
7. Jogos elaborativos 97
   Duplo espelho (Fonseca), 97; Jogo de papéis (Fonseca), 97; Jogos que buscam elaborar a matriz das condutas defensivas (Bustos), 100; Jogo do personagem, 101; Vestir fantasias, 108; Baú de fantasias, 109; Jogo de fantoches, 112.

VIII O compartilhar 112

Apresentação

Há tempos, Rosa me perguntou por que eu não escrevia um livro dirigido aos alunos de psicodrama, a fim de que as pessoas que se iniciavam nas complexidades da criação de J. L. Moreno pudessem ter uma clara visão das principais técnicas. Ela pensava num manual prático para iniciantes.

Achei excelente a idéia, só que nesta época eu estava ocupado elaborando outros temas. Mas como toda a pergunta tem uma resposta latente, eu disse para ela mesma encarar este projeto. Conhecendo Rosa há muitos anos não me surpreendi nem um pouco quando, depois de algum tempo, ela trouxe-me o livro terminado.

A quantidade de publicações em psicodrama tem aumentado enormemente nos últimos tempos. Bom sinal, especialmente considerando a boa qualidade dos conteúdos dos livros publicados. Porém o espaço para o manual de técnicas continuava à espera de ser preenchido.

Rosa caracteriza cada técnica, busca clarear as consignas e exemplifica a utilização correta das mesmas. Seu livro está dirigido aos alunos de psicodrama que estão se iniciando neste caminho, mas penso que apesar desse claro objetivo o livro será bem recebido por psicodramatistas experientes, assim como por pessoas que querem fazer uma primeira aproximação ao psicodrama.

Dalmiro M. Bustos

I Introdução

Este livro surgiu da necessidade de organizar um aprendizado em psico-drama. Na realidade, ele já foi um dia um projeto de duas pessoas: eu e Lucia Guimarães de Moraes Arantes. Pretendíamos, naquela altura, des-crever vários manejos terapêuticos que podiam ser utilizados no psicodra-ma bipessoal.

Em função de desencontros pessoais, o filho acabou ficando órfão de um dos pais, e algo diferente do plano inicial. De qualquer forma, quero que fique clara a origem do projeto, pois tenho certeza de que, sem as discussões iniciais e sem o apoio que obtive de Lucia, eu não teria sido capaz de concretizar essa idéia. A ela agradeço e referendo a co-autoria de idéias dos capítulos iniciais.

Meu aprendizado em psicodrama foi francamente caótico e desorga-nizado. Eu vim de uma formação analítica e de alguns anos de trabalho como psicanalista que me deixaram insatisfeita em relação ao papel de terapeuta. Parecia-me que a tal "assepsia" tão propagada como atitude padrão dos psicanalistas não me caía bem. Era como vestir uma roupa que aperta, dá para vestir, mas incomoda.

Meu primeiro contato com o psicodrama foi por meio de um grupo terapêutico com o dr. José Fonseca, experiência que me estimulou a iniciar um trabalho de psicoterapia individual com o dr. Bustos. Aí pude, final-mente, buscar as pontes entre o psicodrama e a psicanálise, e me sentir confortável na roupa de paciente, primeiro, e terapeuta, depois.

Empreender uma mudança tão radical quanto esta, da psicanálise para o psicodrama não foi, de fato, uma tarefa simples. Eu não havia feito até então um curso sistemático em psicodrama e, no início, contei apenas com os modelos dos meus terapeutas e com a ajuda do dr. Antonio Gonçalves dos Santos, que me supervisionou nos primeiros passos.

Não sei exatamente em que momento da minha terapia bipessoal comecei a fichar as técnicas utilizadas por Bustos, mas sei que, de repente, eu quis aprender a fazer o que ele fazia, e comecei a imitá-lo no meu consultório.

Eu costumava ficar admirada pela riqueza de instrumentos, jogos e manejos que meu terapeuta utilizava. Não entendia de onde ele tirava aquelas idéias e como podia, através destas formas tão pouco ortodoxas de manejo, conseguir tanto material de seus pacientes.

Foi atrás dessas respostas que andei avidamente, guiada por uma intensa perplexidade e curiosidade. Comecei a ler tudo o que podia sobre psicodrama e sempre me deparava com a questão crucial da espontaneidade e da criatividade. Sabia que os terapeutas experientes que eu conhecia eram pessoas extremamente criativas, mas como eu poderia ser criativa também? Criatividade se aprende?

O psicodrama enquanto técnica é aprendido com a própria ação. Isso representa um impasse para quem se inicia no trabalho: precisamos ser criativos e espontâneos, mas na verdade estamos inseguros, tensos, não temos confiança na própria dramatização, não temos repertório de idéias, jogos. O que fazer?

Um recurso possível consiste em utilizar a memória da própria vivência terapêutica; outro recurso é observar o que os outros terapeutas fazem. De qualquer forma, há que ter coragem de se lançar e experimentar com o próprio paciente.

Todos nós temos alguns mecanismos de defesa para lidar com situações tensas. Podemos ser fóbicos, histéricos, obsessivos, enfim, convém saber como reagimos a isso.

Eu, de forma geral, me defendo de forma obsessiva. Busco organizar *a priori* um certo repertório de recursos técnicos, acreditando que isso irá me tranqüilizar e dar, conseqüentemente, maiores possibilidades de contato com o paciente.

E assim de fato acontece; só que, freqüentemente, quando estou com o cliente, acabo esquecendo tudo o que fichei, como que segura de que já sei o que fazer, posso então tolerar não saber.

Assim nasceu a idéia deste livro, pois quando dei por mim já tinha acumulado um razoável número dessas fichas técnicas, não só de manejos usados pelo dr. Bustos, mas também os utilizados por outros terapeutas que conheci ao longo deste caminho, em vivências, *workshops* e congressos.

No início, pensei que as fichas poderiam ser úteis apenas a terapeutas iniciantes que, como eu, necessitassem de um auxílio (algo obsessivo é verdade) para começarem a trabalhar.

Aos poucos, fui sendo convencida pelos meus colegas de que muitos outros terapeutas, não só os que começavam, poderiam gostar de ter essas informações. Mesmo porque, há pouca coisa escrita sobre o psicodrama bipessoal.

Aliás, esse foi um subproduto da minha busca inicial. No começo, eu estava apenas interessada na técnica psicodramática, queria aprender jogos para usar com meus pacientes. No final, percebi que teria que adentrar a teoria e me haver com questões delicadas, tais como a inexistência conceitual, segundo Moreno, do psicodrama bipessoal.

Minha busca original me levou ainda a trilhas que eu nem imaginava, por exemplo a gestalt-terapia. Travei contato com pessoas e técnicas, que, como eu, se interessavam por formas alternativas de manejos terapêuticos.

Cruzei várias vezes com relatos de pessoas que estiveram em Beacon e/ou Esalem, no final da década de 60 e início de 70. Percebi que as técnicas psicodramáticas são igualmente utilizadas por outras abordagens terapêuticas e vice-versa. Às vezes fica difícil saber quem inventou o quê — célebre e infecunda é a discussão pela autoria da técnica da cadeira vazia, arduamente disputada por Perls e Moreno[1].

Enfim, muito do que será exposto neste livro poderá ser alvo de críticas acaloradas de algumas facções dentro do psicodrama. Meu argumento preferencial a essas críticas é a de não ter a pretensão de ser a porta-voz das idéias de Moreno, mas sim das minhas próprias idéias a partir dos textos de Moreno e de outros autores que li, e das experiências psicodramáticas que vivi.

Uma última palavra a respeito de outra questão polêmica. Este livro não é exatamente um livro de receitas, mas não me envergonho de dizer que ele se propõe a oferecer dicas. Sei muito bem que para alguém se tornar terapeuta se faz necessário mais do que "dicas". Começando por uma sensibilidade humana aguçada, acrescida da própria terapia e de uma sólida formação teórica, ser terapeuta é uma tarefa a ser aprendida ao longo dos anos e por toda a vida.

Mas por que não dar "dicas"? Gosto de fazer isto. Gosto de passar para a frente conhecimentos que me custaram muito serem obtidos e espero mesmo que este livro possa auxiliar terapeutas, iniciantes ou não, da mesma forma que tê-lo escrito ajudou-me a sintetizar meu aprendizado em psicodrama.

Rosa Cukier

II O que é o psicodrama bipessoal?

Por psicodrama bipessoal se designa a abordagem terapêutica oriunda do psicodrama, que não faz uso de egos auxiliares e atende apenas a um paciente de cada vez, configurando uma situação de relação bipessoal, ou seja, um paciente e um terapeuta.

A tarefa de descrever esse tipo de psicodrama apresenta uma série de problemas peculiares. Primeiro, é difícil dizer quem o inventou. Tem-se a impressão de que ele sempre esteve aí, como um filho bastardo do dr. Moreno, de quando em vez também mencionado por outros autores.

O próprio nome utilizado para se referir a esta modalidade psicoterápica varia de autor para autor. Psicodrama a dois para Moreno, psicodrama bipessoal para Bustos, psicoterapia da relação para Fonseca, psicoterapia psicodramática individual bipessoal para os mais rigorosos com a teoria; enfim, todas essas são formas de nomear terapias psicodramáticas individuais que não fazem uso de egos auxiliares.

Algumas questões teóricas importantes estão aglutinadas nesta polimorfia de nomes:

1. Prescindir do contexto grupal e do papel de ego auxiliar implica desfigurar o tipo de trabalho que Moreno chamou de psicodrama. Não seria mais respeitoso assumir um desvio teórico, utilizando outro nome para esse tipo de psicoterapia, como, por exemplo, psicoterapia psicodramática?

2. O termo *bipessoal* descreve o número de clientes (grupo ou um paciente), ou se refere ao número de terapeutas (terapeuta e ego auxiliar ou terapeuta único?). Não seria preferível especificar individual e bipessoal, para dar conta dessas nuanças?

3. O psicodrama de Moreno consistiu em sua maior parte de atos terapêuticos e não de terapias processuais, tal qual realizamos hoje em dia. Não deveríamos utilizar outro nome para uma abordagem psicoterápica processual?

4. E o que dizer da assimilação de influências teóricas e práticas outras, tais como da psicanálise e da gestalt-terapia? Como deve se chamar um psicodrama que acaba incluindo esses e outros procedimentos?

A literatura atual não apresenta um consenso a esse respeito, mas existe uma tendência em nosso meio, como bem diz Perazzo[2], de se consagrar o nome — psicodrama bipessoal —, apesar dos questionamentos teóricos que este suscita. Pessoalmente acredito que, se um determinado nome ou jargão é eleito por um grande número de pessoas, isso por si só já mostra sua eficácia significante.

O termo *psicodrama bipessoal* é simples e sintético: diz claramente ser psicodrama e incluir apenas duas pessoas. Além disso, creio que o psicodrama realizado hoje em dia não é semelhante àquele ensinado por Moreno, nem quando atendemos em grupo e nem mesmo quando utilizamos um ego auxiliar. Por isso, a questão do respeito a Moreno me parece mais complexa do que simplesmente trocar um nome.

O psicodrama mudou, evoluiu, sobretudo aqui no Brasil. Nunca se escreveu tanto a respeito dessa abordagem como ultimamente. Não temos que estar atados às colocações de Moreno, fazendo delas nossas conservas teóricas.

É preciso ponderar, por exemplo, sobre o fato de Moreno estar extremamente comprometido com um enfrentamento à psicanálise, que, para ele, era um método de trabalho oposto e totalmente divergente do seu. Não fazia sentido, dentro dessa oposição, avaliar um psicodrama com um enquadre bipessoal.

Concordo com Bustos[3] quando ele diz que a psicanálise e o psicodrama, se tomados como alternativas absolutas, determinam uma parcialização empobrecedora dos possíveis benefícios que poderiam extrair uma da outra. Não creio que Moreno pensasse assim, mas eu penso.

Além disso, acho que podemos mostrar nosso respeito a Moreno não só quando explicitamos claramente o que ele pensava, mas também quando usamos de nossa espontaneidade para criar a partir daquilo que ele deixou. É isso o que pretendo fazer, começando por rastrear a literatura, a fim de conhecer o que pensam os outros autores sobre esse tema, com destaque ao próprio Moreno.

1. O psicodrama bipessoal na literatura

Rojas-Bermudez[4] assinala que a evolução do enquadre das técnicas psicoterápicas iniciou-se com a situação bipessoal na psicanálise, seguindo-se a terapia individual no grupo e, mais tarde, a terapia grupal propriamente dita.

O psicodrama bipessoal representa, portanto, um retrocesso. Começando por Moreno[5], vemos que ele raramente menciona essa possibilidade da técnica, e quando o faz é de forma algo pejorativa:

> O psicodrama a dois, paralelo da situação psicanalítica do divã, vem sendo experimentado, de tempos em tempos, mas é interessante apontar que o psicodramatista, em sua prática particular, prefere muitas vezes empregar sua enfermeira como ego auxiliar a fim de manter impoluta sua própria identidade de diretor.

Apesar desse depoimento, sabemos que, pelo menos em duas ocasiões, Moreno fez uso de um atendimento bipessoal[6]: no caso Rath e no Psicodrama de Adolf Hitler. Esses casos clínicos não parecem, entretanto, ter tido maior impacto em sua obra, uma vez que em nenhum momento Moreno formalmente prescinde ou questiona a função do ego auxiliar.

> ...A função do ego auxiliar foi considerada *indispensável* na situação experimental do psicodrama, como um conceito para a compreensão do processo interpessoal que ocorre no palco, assim como um instrumento para o tratamento[7]. (grifo da autora)

Ao ego auxiliar são atribuídas três funções: ator — representando os papéis exigidos pelo mundo do sujeito, agente terapêutico e investigador social.

Uma das atribuições do ego auxiliar, segundo Moreno, é ser um observador participante. Moreno chega a pressagiar que essa modalidade de observação romperia a dificuldade metodológica das ciências humanas, comparadas às ciências exatas.

De alguma forma a distância ótima para uma observação científica seria ganha através do terapeuta, que observa o ego auxiliar, que por sua vez é também um observador, mas um observador-participante.

Se rastrearmos um pouco mais o pensamento de Moreno, perceberemos que também para ele houve mudanças na forma de conceber a função de ego auxiliar. No início temos a impressão de que a função principal do ego auxiliar era ocupar o lugar do outro que não estava presente na sessão, e que o próprio terapeuta podia fazer isso.

> ...os pacientes recorrem ao psiquiatra para serem ajudados a enfrentar um conflito social, onde outra pessoa tem um papel essencial. Esta situação forçou-nos a dar o primeiro passo na nova técnica. *O psiquiatra passou a ser um ego auxiliar.* Ele ainda era o principal agente no processo de cura... Quando as inter-relações envolvidas numa neurose social se tornaram amplas demais, o psiquiatra viu-se compelido a usar outros agentes terapêuticos e a afastar-se da cena, para converter-se num ego auxiliar à distância[8]. (grifo da autora)

A técnica psicodramática evolui de forma a incluir cada vez mais egos auxiliares:

> A técnica exigia, habitualmente, mais de um auxiliar terapêutico para o paciente, isto é, auxiliares que induzissem o próprio paciente a arrancar e representantes dos principais papéis que a situação e o próprio paciente pudessem requerer. Em vez de um ego auxiliar, foram *necessários numerosos egos auxiliares*. Por conseguinte chegou-se a isto: o ego auxiliar original, o psiquiatra, manteve-se a uma certa distância, mas cercou-se de uma equipe de egos auxiliares a quem ele coordenava e para que esboçava, em suas linhas gerais, o rumo e o objetivo do tratamento psicodramático[9]. (grifo da autora)

A criação desta função ego auxiliar parece servir também como crítica de Moreno ao papel do psiquiatra clássico e à postura rígida dos terapeutas da época. À luz da sociometria ele percebeu que a tele-terapêutica estava distribuída por toda a comunidade e que a tarefa principal do médico era torná-la efetiva e guiá-la para os canais apropriados.

> ...Para superar esta desvantagem (*da função tradicional do psiquiatra*) desenvolvemos a função ego auxiliar que, segundo esperávamos, ampliaria o âmbito e aumentaria a flexibilidade de seu papel (*o papel do psiquiatra*)[10.]
> ...O psiquiatra principal tem de ser posto fora de ação, a fim de ser removido da cena; torna-se um ego auxiliar à distância. A sua função reduziu-se a decidir quem poderia ser o melhor agente terapêutico para quem e a ajudar na seleção destes agentes. Perdeu ele suas insígnias de onipotência, de magnetismo pessoal e o *status* de conselheiro. O médico, face a face, converteu-se num médico à distância. Ele ajustou a sua função à dinâmica de um mundo tele[11]. (grifos da autora)

Enfim, o psicodrama a dois não mereceu muita dedicação de Moreno e, absolutamente, não foi considerado uma modalidade terapêutica importante. Bustos[12], citando conversas que teve com Moreno, afirma que ele considerava o psicodrama a dois um exemplo de antiespontaneidade e que se devia à incapacidade do diretor para incluir outros em seu trabalho.

Além de Moreno, outros autores minimizam a importância do psicodrama bipessoal. É o caso de Bermudes, na Argentina, e Vitor C. Dias, no Brasil.

Rojas-Bermudez[13] considera a relação estrutural dramática uma relação triangular, à qual se agregam o jogo de personagens próprios e alheios. O ego auxiliar na função de ator e/ou investigador social é parte indispensável do enquadre terapêutico, uma vez que constitui, junto com o terapeuta, a unidade funcional.

...A unidade funcional é o subsistema responsável, do ponto de vista técnico, pelo sucesso dos objetivos propostos a nível grupal e individual[14].

Rojas-Bermudez tampouco deu muita ênfase ao trabalho bipessoal. É difícil, inclusive, encontrar menções dessa modalidade psicoterápica em sua obra.

Vitor C. Dias[15] considera o psicodrama bipessoal mais desvantajoso do que vantajoso, e objetiva, claramente, as dificuldades desta modalidade técnica. Um dos maiores problemas é a questão da distância terapêutica.

Do ponto de vista do terapeuta, o fato de ter que jogar os papéis complementares do paciente (por falta de um ego auxiliar para fazê-lo) propiciaria uma alta probabilidade de contaminação contratransferencial, prejudicando seu papel de diretor, que ficaria abandonado nessas ocasiões. Além disso, a falta de um ego auxiliar empobreceria o instrumental dramático, que ficaria restrito ao psicodrama interno e ao onirodrama, facilitando o uso indiscriminado dos depoimentos e do compartilhar.

Do ponto de vista do cliente, a perda da distância terapêutica (vivida no jogo de papéis com o terapeuta) causaria uma sensação de desproteção, um estímulo da carga transferencial e um prejuízo em sua capacidade de observação. Além disso, segundo Vitor, a relação dual é artificial e não tem paralelos na vida real.

2. Abordagens alternativas para terapias psicodramáticas individuais

Em nosso meio, alguns autores buscaram a seu modo solucionar aquilo que, muito acertadamente, José Fonseca[16] chama de "angústia do psicodramatista em seu *setting* de psicoterapia individual".

Essa angústia é de natureza eminentemente técnica, uma vez que o manancial de manejos terapêuticos deixado por Moreno se refere sobretudo ao trabalho grupal, onde a ação, característica central da abordagem psicodramática, facilmente se desenrola.

Como incorporar essa dimensão ao trabalho terapêutico na ausência de egos auxiliares e de grupo? Esse tem sido o impasse desses autores.

Fonseca[17] desenvolve o que ele chama de terapia da relação, onde utiliza procedimentos de ação (duplo-espelho, inversão de papéis, concretização, maximização, presentificação e também psicodrama interno) e verbais (interação coloquial, assinalamento verbal e corporal, interpretação).

Como este autor explicita, o essencial de sua técnica é que:

...as interações cliente-terapeuta verbais são vistas de um ponto de vista sociométrico, ou seja, dual, onde o terapeuta está incluído na relação e, portanto, expressando sua posição e sua emoção através de seu papel (papel de terapeuta, ou seja, de forma terapêutica)[18].

Quanto aos procedimentos de ação, o característico do autor é o que ele nomina de "técnica de guerrilhas", ou seja, dramatizações curtas centradas na troca de papéis, no jogo de duplo, e em *flashes* de psicodrama interno, ou técnica do videoteipe (em vez da clássica montagem de cena).

Além de Fonseca, outros autores buscaram formas de manejar a ação no psicodrama bipessoal. Luis Altenfelder Filho[19] enfatiza a utilização do desenho — psicograma — na situação a dois, sobretudo com pessoas que têm dificuldade para dramatizar ou por um temor excessivo ao descontrole, ou por limitações físicas.

Através do desenho do material conflitivo, e com a adequada utilização das técnicas clássicas de dramatização: troca de papel, espelho, concretização, onirodrama e outras, consegue-se um trabalho psicodramático, sem necessidade do ego auxiliar. Só a técnica do duplo fica limitada nestas situações.

Já Arthur Kaufman[20] propõe como alternativa de abordagem em psicodrama bipessoal a utilização de um estojo terapêutico, composto de vários tipos de brinquedos: bebês, bonecos seriados etc.

Acredita que é possível a utilização de brinquedos para representar as figuras internalizadas, além de fatos e sentimentos difíceis de descrever ou reconhecer, e, a partir dessa representação, recorrer à técnica psicodramática. Além disso, vê no emprego desses recursos lúdicos a vantagem de minimizar a necessidade de o paciente recorrer a mecanismos de defesa mais regressivos, principalmente porque considera mais "inofensiva" essa forma de trabalhar seus problemas.

3. O psicodrama bipessoal de Bustos

A autoridade que melhor avalizou a utilização do psicodrama bipessoal no Brasil foi sem dúvida o dr. Dalmiro M. Bustos. Para ele[21], a psicoterapia psicodramática individual bipessoal, ou psicoterapia psicodramática bipessoal[22], simplesmente, é aquela situação terapêutica que envolve um paciente e um terapeuta. Ela repete o modelo relacional mãe-filho, é um vínculo mais protetor, mas também mais temido.

É indicada nos inícios de terapia, exatamente porque propicia a investigação das primeiras relações afetivas, fornecendo um contexto terapêutico protetor, onde o paciente é o único foco de atenção do profissional. Além disso, o processo individual propicia um sistema de autoconhecimento mais apurado, fornecendo um contexto onde as únicas tensões provêm do vínculo com o terapeuta.

Quanto às indicações, Bustos [23] considera que o psicodrama individual é quase sempre indicado antes de um processo grupal. Só há duas exceções a essa regra:

1. Para pacientes que chegam à terapia com um maior nível de integração e cujos conflitos se referem, fundamentalmente, à esfera das relações interpessoais, possuindo *insight* suficiente sobre as motivações de seus conflitos.

2. Para pacientes com caractereopatias crônicas, os quais geralmente não aproveitam a relação bipessoal, trazendo pouco material às sessões individuais, tornando-as difíceis e penosas. O grupo terapêutico pode ser, para estes pacientes, um lugar onde participam de um processo mais passivamente, até que lentamente os conflitos expostos por seus companheiros de grupo comecem a mobilizá-los. Neste momento, costumam começar a pedir sessões individuais a fim de prosseguir o tratamento em ambas as formas de terapia, ou prosseguem só com a terapia individual.

Excluindo essas duas situações, Bustos recomenda o tratamento individual numa freqüência de duas sessões semanais durante um período que varia de seis meses a dois anos, espaço de tempo considerado suficiente para que o paciente se integre a um grupo terapêutico.

A respeito da metodologia, esse autor utiliza técnicas verbais e/ou psicodramáticas de acordo com o tipo de conflito. As técnicas psicodramáticas utilizadas incluem a montagem clássica, substituindo o ego auxiliar por almofadas ou objetos da sala, aos quais o terapeuta dá vida, emprestando a sua voz, sua força, mas raramente contracenando diretamente com o paciente.

Bustos também utiliza outras técnicas, tais como o psicodrama interno, jogos dramáticos, que discriminaremos mais adiante.

4. Meu enfoque

Muitos profissionais acham que o psicodrama bipessoal é a forma de trabalho com a qual temos que nos conformar, na falta de pacientes suficientes para compor grupos terapêuticos, ou na falta de condições financeiras para se pagar um ego auxiliar. Por outro lado, sabemos que uma grande maioria desses mesmos profissionais experimentou, durante seus anos de formação e aperfeiçoamento, pelo menos um período de terapia bipessoal.

O que faz com que um método seja bom para o próprio terapeuta, mas não para seu paciente? Parece que é difícil assumir e justificar a prática do psicodrama bipessoal, provavelmente pela falta de aval de Moreno.

Para mim, o psicodrama bipessoal não consiste nessa abordagem terapêutica "menor", ou necessariamente preparatória para uma terapia grupal, como pensam muitos autores. Gosto quando Moisés Aguiar[24] se refere a ele como "o teatro espontâneo em uma de suas mais criativas formas".

A condição de ser um indivíduo precede a condição de ser um elemento num grupo: por isso, compreender esse indivíduo em todas as suas nuanças, desde as peculiaridades de suas primeiras trocas afetivas até a complexa estruturação de seus conflitos e defesas atuais, é primordial para qualquer procedimento terapêutico.

O desenvolvimento emocional do indivíduo perpassa, necessariamente, uma fase autocentrada, onde o outro não é percebido em sua exterioridade, mas sim como parte integrada do ego que, aos poucos, ganha diferenciação. Nesse sentido, a atenção focal, a continência e aceitação que o psicodrama bipessoal garante, repete o modelo relacional mãe-bebê, cuja importância creio já ter sido suficientemente reconhecida por todas as abordagens psicológicas até hoje conhecidas.

Além disso, o outro também está presente e disponível para o contato, quando e como o paciente o necessitar. Esse outro tem uma natureza bipartida, com um pólo concreto vivamente atuado pelo terapeuta em sua relação real com o paciente, e um pólo simbólico — atuado pelo paciente nos contrapapéis de sua vida.

Por outro lado, se considerarmos o ponto de vista de Piaget[25], veremos que o funcionamento cognitivo evolui de uma forma concreta para outras cada vez mais complexas e abstratas.

A presença de um ego auxiliar na cena terapêutica parece responder bem a essa necessidade evolutiva de perpassar uma fase concretista, na medida em que o ego auxiliar se oferece para concretização do mundo interno do paciente (seus sentimentos, suas emoções, a forma como introjeta seus vínculos significativos).

Ou seja, se, por um lado, o ego auxiliar facilita a apreensão do material simbólico e abstrato, por outro, configura uma situação afetiva triangular, mais elaborada e exigente. Sua não utilização tem, portanto, vantagens e desvantagens.

Uma das desvantagens referidas se relaciona com a questão da perda de distância terapêutica e as concomitantes confusões transferenciais e contratransferenciais dela resultante.

A isso eu gostaria de acrescentar que o psicodrama bipessoal não se propõe a estimular ou criar nenhuma neurose de transferência, mas não tem também a pretensão de que esses desviantes da relação télica normal não ocorram. Eles ocorrem sim, em qualquer forma de terapia e com qualquer manejo técnico. Já se passou quase um século desde que Freud[26] fez essa descoberta e, sem dúvida, temos condições hoje em dia de lidar com essas questões quando elas ocorrerem.

Igualmente somos capazes, ainda que isso exija algum treino, de lidar com a sobrecarga de funções que o papel de terapeuta requer nessas condições.

Não acho que o terapeuta perca seu papel de diretor, mesmo que, eventualmente, contracene com o paciente (verbalmente como o faz Fonseca; emprestando partes suas, como Bustos; ou mesmo diretamente, como às vezes acontece). Esse é o nosso papel fundamental, e, ainda que por vezes nos sintamos confusos, não creio que seja o fato de atuar nas dramatizações o responsável por essa confusão, mas antes, o material emergente.

A própria supervisão, enquanto etapa intrínseca de nosso trabalho profissional, nos mostra que muitas vezes sobrepomos ao papel profissional ruídos de nossa vida emocional, e isso independe de sermos terapeutas de grupo, de trabalharmos com um único paciente ou de contratarmos um ego auxiliar.

Enfim, talvez a maior perda no trabalho psicodramático bipessoal se refira à perda de um referencial técnico clássico e à concomitante necessidade de se criar novas formas de abordagem. Lembro que exatamente a isto se refere Moreno, não enquanto uma perda, mas enquanto um ganho de criação e espontaneidade.

Nos capítulos seguintes, tratarei de expor diferentes técnicas utilizadas no psicodrama bipessoal e, através dos casos descritos, exemplificar formas de manejar as dificuldades encontradas. Começarei descrevendo o enquadre básico, depois explorarei diferentes formas de aquecimento e, finalmente, mostrarei diversos procedimentos utilizados no desenrolar e desfecho das sessões.

III Enquadre básico

Normalmente, trabalho com sessões de 50 minutos, numa freqüência de uma a duas vezes por semana. Nem todas as sessões culminam numa dramatização, pois às vezes se faz mais necessário elaborar verbalmente o material já obtido anteriormente do que iniciar, compulsivamente, uma nova dramatização.

Nas sessões em que utilizo a dramatização, a metodologia básica consiste em:

a) estimular algum tipo de aquecimento inespecífico e específico em movimento, além do aquecimento inespecífico verbal (ver capítulo IV). Creio que essa fase seja essencial para evitar as assim chamadas "dificuldades de se dramatizar com almofadas". Pessoalmente tenho observado que, quando diretor e paciente estão suficientemente aquecidos, esse tipo de incapacidade não ocorre, pois o "como se" toma conta da sessão, capacitando o protagonista a funcionar com níveis ótimos de abstração;

b) utilizar almofadas ou objetos da sala para marcar os papéis complementares;

c) propor a técnica da tomada de papéis para que o paciente possa ir definindo e experimentando o papel complementar;

d) quando o paciente retorna ao seu papel, costumo emprestar minha voz e, às vezes, minha força física à almofada, a fim de manter o aquecimento e dar mais veracidade à dramatização. Nessas ocasiões, me refiro ao papel complementar na terceira pessoa do singular;

e) raramente contraceno ou assumo o papel do paciente, e, quando o faço, é de forma breve;

f) preferencialmente utilizo a técnica da **entrevista**, que me permite mobilidade para ir e vir, entre a fantasia do paciente e a realidade da sessão.

A esse propósito, concordo e chamo a atenção para o excelente trabalho de Maria Ester Rodrigues Esteves[27], que destaca a utilidade da técnica da entrevista, sobretudo no psicodrama bipessoal.

A entrevista na cena psicodramática ocorre como parte do mundo "como se", bem na intersecção fantasia/realidade, com o diretor entrando no contexto dramático (*já que conversa com os personagens da cena dramática*) sem estar tomando o papel de uma personagem da cena do protagonista. Numa espécie de papel psicodramático dele mesmo (grifo da autora).

g) além da técnica da entrevista, utilizo vários outros recursos e quase todas as técnicas clássicas de dramatização. Os capítulos seguintes mostrarão como isso é feito.

IV Aquecimento

Muito se fala da importância do aquecimento para o psicodrama, mas talvez tudo o que se diga ainda seja pouco.

De fato, é muito complexa a tarefa envolvida numa sessão psicodramática. Ela consiste, sobretudo, numa série imensa de sutis e constantes mudanças e adaptações, tanto do terapeuta quanto do paciente.

Do ponto de vista do paciente, ele chega à sessão carregado de tensões que vive lá fora, tensões essas não só relacionadas aos conflitos intrapsíquicos pelos quais pede ajuda, mas também relacionadas a fatores mais ou menos aleatórios, tais como o trânsito, o humor negro do seu superior no trabalho, seu dente que dói etc.

Nossa tarefa inicial é auxiliá-lo a ir se desligando desses fatores aleatórios, para poder mergulhar inteiro nos assuntos a serem trabalhados.

Além disso, dramatizar é muito mais do que uma brincadeira de representar. É assumir e sentir o que seria a vivência de outra pessoa ou objeto, e, para tal, se faz necessário desligar-se de si e mergulhar no papel a ser vivido. O paciente tem que ser capaz de executar saltos extraordinários — do ponto de ônibus até os espaços estranhos que sua fantasia definirá — do real ao "como se". Prepará-lo para esse malabarismo é função do aquecimento.

Fatores semelhantes ocorrem com o terapeuta. Ser terapeuta é um papel a mais na vida de alguém, papel que exige várias dessas adaptações. No plano pessoal há um desligar-se dos outros papéis de sua vida, por exemplo: mãe, dona-de-casa etc. No plano profissional, a cada entrada e saída de pacientes, há um rearranjo completo para poder se desligar dos conteúdos do paciente anterior e oferecer-se inteiro e continente ao atual paciente.

Mais sutilmente, na seqüência de uma sessão é possível que o terapeuta dirija uma cena de agressão, e em seguida ou em ordem inversa, uma de relaxamento. Enfim, ele, terapeuta, também precisa de ajuda para se colocar em sintonia com todas essas situações.

Moreno[28], com respeito ao aquecimento, se refere à complexa mobilização involuntária do sistema neuromuscular, desencadeada por um ato voluntário qualquer, nos mostrando que até fisiologicamente mudanças e adaptações acontecem. Além do mais, é através do *warming up* que liberamos a espontaneidade necessária para catalisar nossa criatividade.

O aquecimento, portanto, é imprescindível enquanto requisito técnico inicial de uma sessão psicodramática. Na prática, porém, nem sempre se dá a devida importância a essa etapa, sobretudo no psicodrama bipessoal. Nele, devido ao limite de tempo (usualmente 50 a 90 minutos), é muito comum haver certa ansiedade de melhor aproveitamento do horário e, não é raro, considerar-se o aquecimento supérfluo e dispensável.

Na realidade, creio que exista pouco consenso e quase nenhuma discussão a respeito de qual parcela de tempo de uma sessão deva ser dedicada a cada uma de suas etapas (aquecimento, dramatização e *sharing*), tanto no que toca à terapia bipessoal quanto à grupal. Por vezes, quase sem nenhum aquecimento, vemos colegas iniciarem uma dramatização. Outras vezes, observamos aquecimentos tão prolongados que quase não sobra tempo para a dramatização.

Essa indefinição, a meu ver, parte do próprio Moreno. Ele, apesar de mencionar várias vezes em sua obra a importância do que chama de aquecimento preparatório, não descreve profundamente nenhum desses procedimentos. Algumas pessoas que estiveram em Beacon nos surpreendem ao contarem que as sessões se iniciavam meio "a seco", sem muito preparo anterior, ou seja, sem muito aquecimento inespecífico premeditado.

Parece que os aquecimentos mais elaborados, como os que assistimos hoje em dia, derivam mais dos colegas argentinos do que de Moreno, propriamente dito.

Enfim, penso que o aquecimento inespecífico numa sessão individual de 50 minutos deva ocupar, mais ou menos, 5 a 10 minutos iniciais da sessão. A dramatização, e isto inclui o aquecimento específico, toma cerca de 25 a 30 minutos, restando de 10 a 15 minutos para um *sharing* ou uma elaboração. Esses não são tempos absolutos, obviamente, mas servem como uma orientação para que a sessão não prescinda de aquecimento nem, tampouco, se esgote nele.

Terapeutas iniciantes sempre correm o risco de serem vencidos pelo nível verbal e racional. O medo de dramatizar freqüentemente está presente, por várias razões: dramatizar significa mergulhar dentro do desconhecido, que é a dinâmica interna do paciente; significa também utilizar recursos técnicos que ele, terapeuta, não sabe ainda manejar bem. Esse último é o famoso "medo de se perder", e costuma imobilizar muitos terapeutas. Parodiando Moreno[29], penso que não há nada para o que o terapeuta iniciante esteja menos preparado do que para a surpresa.

Não é difícil observarmos um terapeuta jovem perguntar a seu paciente se ele quer dramatizar tal ou qual cena. Menos raro ainda é obter como resposta um não — porque ele, paciente, está cansado, porque hoje não é um bom dia etc. O que se observa aqui é uma complementaridade dos sistemas de defesa paciente-terapeuta. Como se o paciente respondesse exatamente aquilo que o medo do terapeuta deseja, ou seja, não trabalhar dramaticamente. Uma possível forma de racionalização do terapeuta seria: "foi o paciente quem não quis dramatizar, eu bem que tentei!".

Melhor seria que, com medo ou não, esse terapeuta se levantasse da sua própria cadeira, andasse pela sala e chamasse seu paciente: "Vem, vamos trabalhar!"

É um convite imperativo o que se necessita desenvolver, não um convite condicional (na realidade condicionado pelas defesas do terapeuta).

O presente capítulo se destina a rever e sistematizar um pouco as várias modalidades de aquecimentos possíveis, e objetiva facilitar o emprego desse requisito no psicodrama bipessoal.

Costuma-se classificar o aquecimento em inespecífico e específico:

1. Aquecimento inespecífico

Visa exatamente situar o paciente na sessão, focando sua atenção em si mesmo e aquietando suas resistências em adentrar no novo que toda sessão traz.

As atividades propostas aí são de natureza neutra, sem metas definidas, e devem favorecer um movimentar-se livre, situando-se no espaço da sala de trabalho e um reconectar-se consigo.

Se nosso intuito é desenvolver um trabalho dramático, o aquecimento inespecífico, sobretudo o aquecimento inespecífico em movimento, será para nós uma ferramenta extremamente valiosa.

Aquecimento inespecífico verbal

Usualmente, um paciente chega e, após cumprimentos iniciais, senta-se e começa, com maior ou menor dificuldade, a falar o que se passa com ele. Essa primeira verbalização é um aquecimento, tanto para o paciente quanto para o terapeuta, que vai, aos poucos, focando sua atenção nos conteúdos relatados.

a) Há pacientes que trazem de forma objetiva o que querem trabalhar, mas esses não são os mais freqüentes. É comum o paciente trazer um aglomerado de temas de difícil priorização, ou, então, sensações vagas, emoções difusas de difícil especificação.

Nessas circunstâncias, o terapeuta pode, verbalmente ainda, auxiliar o paciente a precisar melhor seus conteúdos, ou, então, optar por um trabalho em ação, já desde o início.

b) Às vezes, o paciente fala sem parar, como que não querendo ou não podendo dar nenhuma brecha para seus sentimentos. O terapeuta, por sua vez, começa a se sentir inquieto, sem saber exatamente como entrar e auxiliá-lo a conter sua ansiedade. Nessas circunstâncias, e eventualmente sem que ele levante da cadeira, podemos lhe propor essa consigna que Eva Leventon[30] nos ensina:

— Pense em uma frase que você gostaria muito de ouvir — ou que não gostaria de ouvir — de um amigo, parente (ou da pessoa sobre a qual estava falando). Faça de conta que é essa pessoa, e aqui está você (coloca-se uma almofada), diga a tal frase!

Esta simples consigna, feita com o paciente em pé ou sentado, costuma trazer à tona o nível emocional reprimido e, depois disso, algum trabalho se definirá.

Aquecimento inespecífico em movimento

Essa é a técnica de aquecimento que penso convir melhor a terapeutas (iniciantes ou não) que, por várias razões, tenham dificuldades em trabalhar dramaticamente com seus pacientes. Ela evita a tentação de ficarmos no verbal, meio de comunicação com o qual estamos mais acostumados, que melhor dominamos e com o qual mais nos defendemos.

É também o tipo de aquecimento mais comum em nosso meio. Diz-se até, jocosamente, que para saber se determinado terapeuta é psicodramatista ou não basta observar se a cada início de trabalho ele pede para o paciente se levantar e andar.

Na realidade, tenho observado muitos trabalhos onde, apesar da consigna de levantar, andar e/ou mexer o corpo, os pacientes não se descontraem. Andam mecanicamente, não vendo a hora de aquilo terminar, como que achando estúpida ou repetitiva a instrução. Acho proveitoso, nesses casos, o terapeuta apontar a dificuldade do paciente. Às vezes, apenas explicando melhor por que pedimos aquela pequena "ginástica" no início do trabalho, conseguimos um nível ótimo de resgate da percepção do corpo, da respiração, enfim, do si mesmo do paciente.

Costumo dizer que aqueles exercícios visam um reconectar-se com o corpo, comumente carregado pelo indivíduo durante o dia, como uma roupa que se veste pela manhã ao acordar, mas à qual não se presta nenhuma atenção no transcorrer do dia. Falo da importância de se sentir o corpo, onde dói, onde está tenso, para que a verbalização não saia só da boca, mas de todo o indivíduo, sem nenhuma parte esquecida.

Eu mesma levo muito a sério este aquecimento em movimento, e busco, de verdade, sentir meu próprio corpo nesses momentos. Creio que isso me ajuda, inclusive, a saber quais as dificuldades do meu paciente e quais consignas dar-lhe para facilitar esse reconectar-se.

Como regra geral, parte-se do real. Por exemplo, do calor ou frio que faz no dia da sessão, enfim, da situação sensório-perceptiva vivida. O terapeuta pode sugerir ao paciente que ande pela sala enquanto ele mesmo, terapeuta, também se movimenta, podendo inclusive verbalizar o que sente (calor, frio etc...).

Uma boa idéia é nomear e estimular os movimentos espontâneos do paciente, como, por exemplo: se ele mexe a nuca, o terapeuta comenta: "Isso mesmo, solte esta nuca! Mexa-a em várias direções". O importante é observar o paciente, a fim de perceber zonas de tensões corporais que possam ser descontraídas através das consignas.

Em seguida sugerirei outras possibilidades de aquecimentos inespecíficos em movimento.

a) **Caminhar:** Tão logo o paciente chegue, e após os cumprimentos formais, podemos pedir-lhe que caminhe pela sala e pense alto no que o preocupa;

b) **Alongamento:** Ainda caminhando, sugerimos ao paciente que se alongue um pouco, estique os braços, pernas, pescoço, se desfaça de algumas contrições físicas, respire fundo e perceba o que lhe ocorre — pode ser uma sensação, uma imagem, uma idéia ou uma cena;

c) **Alcançar o teto:** Pede-se ao paciente que se estique todo e busque alcançar o teto da sala ou o batente superior da porta e relaxe em seguida. As consignas devem ser enfáticas, do tipo: "Vamos lá, você consegue alcançar mais alto, tente!";

d) **Almofadas:** Com o paciente em movimento, sugere-se que ele coloque uma almofada designando cada um dos tópicos que gostaria de trabalhar.

Em seguida, podemos sugerir que disponha espacialmente os temas, sentindo qual está mais próximo dele, qual o mais distante, qual lhe atrai mais, quais temas estão ligados entre si etc.;

e) **Visualizar a situação:** A consigna pode ser: "Caminhe pela sala e visualize qual a situação de sua vida que lhe causa maior dificuldade no momento".

Em seguida, podemos pedir que o paciente sinta a emoção que esta situação lhe causa.

Esse aquecimento costuma ser muito fértil em associações. Vários procedimentos podem ser utilizados a partir dele:

— Perguntar pelo personagem que pode ser construído e/ou evocado a partir desta emoção, sugerindo em seguida que o paciente dramatize esse personagem (ver jogo de personagem p. 101).

— Solicitar que o paciente penetre esta emoção e trabalhe a nível de um psicodrama interno.

— Pedir o personagem evocado pela emoção, e estimular que o paciente encontre um outro personagem que seja o contrário deste, e a partir daí realizar um confronto verbal dos dois (ver jogo dos fantoches, p. 112).

f) **Massagem:** Com o paciente de pé, pode-se pedir que ele faça movimentos de massagem, semelhantes a quando se quer espantar o demônio ou sacudir água de cima. As consignas auxiliares do terapeuta podem ser: "Tire o que está te incomodando, jogue fora o trânsito, o trabalho, o cansaço e chegue inteiro à sessão".

g) **Bolinha de tênis:** Pede-se ao paciente que massageie seu pé com uma bolinha de tênis, procurando sentir como todo o seu corpo vai se soltando. É bom sugerir que a massagem seja feita em um pé de cada vez, a fim de propiciar a comparação do lado massageado com o outro;

h) **Massagear o rosto**: A consigna aqui pode ser: massageie seu rosto, busque tirar as dobras da testa, a sobrancelha, a curva do nariz, boca, nuca etc.;

i) **Consciência corporal:** Pede-se ao paciente em pé que se dê conta de todas as partes do seu corpo e dos movimentos que elas são capazes de fazer; por exemplo: olhe para suas mãos, seus dedos, movimente-os, feche e abra suas mãos, torça o pulso, braço, tronco etc.;

j) **Respiração**: Com o paciente em pé, sugere-se os movimentos de: inspiração, contenção de ar e expiração. A idéia é propiciar uma consciência do processo respiratório. Por isso pode-se pedir também que o paciente leve suas mãos ao abdômen, costelas, ombros, buscando fazer o ar penetrar nestas partes do corpo;

k) **Coisas que se quer *versus* coisas que não se quer:** Com o paciente andando, propõe-se a ele que faça existir dois montes de coisas: um onde ele possa jogar fora tudo o que não quiser ter em si, e outro onde ele possa tirar qualquer coisa, objeto, fato, sentimento ou qualidade que necessite;

l) **Stop**: Pede-se ao paciente que caminhe, mexa seu corpo, sobretudo as partes mais tensas e, subitamente, pare, formando uma estátua que ele agora deve explorar; "Perceba bem sua postura, que emoção ela lhe gera. Que fatos da sua vida ela lhe lembra" etc.;

m) **Ritmo alternado**: Neste exercício vamos pedir ao paciente que ande pela sala apenas, mas em ritmos alternados. Inicialmente, sugerimos que o paciente se dê conta de qual é o ritmo com o qual está andando espontaneamente. Depois, modificamos a consigna para que ande o mais depressa que puder, sem correr. Também nessas condições lhe sugerimos prestar atenção nas sensações e emoções que acompanham este ritmo acelerado. Por último, pedimos que ande em câmara lenta, observando todos os seus movimentos;

n) **Andar no quente, no frio, em texturas distintas**: Da mesma forma que no exercício anterior, a primeira consigna se refere a andar pela sala. Depois vamos acrescentando qualidades a este andar. Por exemplo: "ande como se estivesse pisando em brasas; ande como sobre algodão, sinta o macio; ande como se pisasse no gelo, escorregue" etc.;

o) **Andar em linha reta, andar em linha curva:** Pede-se ao paciente que ande ora traçando linhas retas imaginárias no espaço da sala, ora traçando linhas curvas. Este exercício pode ser alternado com os dois anteriores, e costuma descentrar mesmo a atenção do paciente dos problemas outros e centrá-lo na sala de terapia;

p) **Sentir o rosto:** Pede-se ao paciente que caminhe pela sala e vá aos poucos sentindo seu rosto. Pedimos que faça uma expressão facial de raiva e experimente sua mímica. Repetimos a mesma sugestão para outras emoções, tais como ternura, compaixão, ódio, inveja etc. Outras consignas úteis: "Sinta seus olhos! Perceba como as pessoas olham sua face e como você se sente olhado; sinta como você olha a face do outro e, finalmente, sinta como é o seu eu, procure vê-lo. Veja o que sua máscara social esconde".

2. Aquecimento específico

O terapeuta, neste momento, já decidiu sobre o tipo de recurso técnico que vai utilizar. Vale-se então de um aquecimento específico, com objetivos e consignas mais precisos, visando a preparação do paciente para a dramatização.

O aquecimento específico tem especial importância quando o trabalho se faz com cena aberta e/ou psicodrama interno.

Cena aberta

Normalmente, em se tratando de dramatizações de cenas, o aquecimento específico envolve tanto a caracterização de uma situação e/ou local, como a composição de personagens, com quem o protagonista vai contracenar (e/ou representar).

É essencial que o protagonista descreva, com um certo número de detalhes, tanto o espaço físico como o personagem que vai compor, pois neste processo ele vai se pondo de modo crescente em contato com as memórias e emoções associadas a eles.

No caso da composição de personagens, esta descrição objetiva propicia o contato com as características superficiais e profundas das pessoas cujos papéis estão sendo jogados. Portanto, as consignas do terapeuta se destinam a auxiliar o paciente nesta tarefa de composição do outro, chamando a atenção para: sua voz, seu jeito de vestir, sua postura ao falar, se tem cacoetes ou não etc. Mais ainda, o terapeuta pode buscar precisar melhor alguma característica de personalidade que o paciente atribui ao personagem em questão. Por exemplo: se o descreveu como uma pessoa muito linda, o terapeuta pode sugerir-lhe ser lindo, talvez a pessoa mais linda do mundo, e portar-se como tal. Ou então, se se trata de jogar o papel de uma pessoa descrita como brava, o terapeuta pode assinalar que ele é bravo, e que expresse da forma que sempre o faz esta braveza — na voz, rugas na testa, punhos cerrados etc.

Já na caracterização do ambiente, as consignas visam focalizar a atenção do paciente no local onde a cena se passa. Tudo é importante: a hora do dia, os móveis, a disposição espacial dos objetos e pessoas etc. Perguntas como: onde ficam a janela, portas, móveis, onde estão localizadas as pessoas são muito úteis e ajudam o paciente e o terapeuta a se aquecerem e visualizarem a situação. Interessante e útil também é pedir ao paciente para prestar atenção em algum detalhe não essencial na cena. Por exemplo, podemos pedir-lhe que olhe pela janela do ambiente que montou e nos descreva o que vê.

Psicodrama interno

Quanto ao aquecimento específico para um psicodrama interno, ele visa aquietar o paciente e auxiliá-lo a desligar sua atenção do mundo externo, para mergulhar no espaço do mundo interno. Todas as técnicas de relaxamento são aqui apropriadas, ainda que o objetivo não seja o relaxamento por si só, mas sim como porta de entrada para o "interno".

Uma máscara para os olhos, tal qual a utilizada em aviões, é muito útil nesta tarefa, desde que o paciente não se sinta ameaçado.

Vale a pena ressaltar também que alguns pacientes se aquietam rápido e nos permitem logo iniciar um trabalho interno. Outros não, necessitam de mais consignas e de um relaxamento mais profundo para estarem aptos.

De qualquer forma a voz do terapeuta nesse aquecimento, bem como o conteúdo de suas consignas são fundamentais. A sua voz necessita estar branda e calma e as consignas, precisas e reasseguradoras do sucesso da tarefa. Isto porque muitas pessoas ansiosas, a quem se sugere um psicodrama interno, dizem que não vêem nada, não têm nenhuma sensação ou lembrança. Se o terapeuta está calmo e confia no trabalho, pode assegurar ao paciente que não tenha pressa e não force suas imagens e pensamentos. "Não corra atrás das imagens, deixe que elas lhe peguem" — é normalmente uma boa sugestão.

Eis algumas idéias para este aquecimento:

a) **Respiração:** Com o paciente deitado, pede-se que feche os olhos, preste atenção à sua respiração. Respire fundo lentamente, inspire, prenda o ar e solte. Procure empurrar o ar cada vez mais longe no corpo, como se pudesse preencher todo o espaço interno com ele.

O terapeuta pode, a seguir, ir nomeando as partes do corpo aonde o ar deve alcançar;

b) **Foco de luz:** O terapeuta sugere ao paciente que ao inspirar, inspire junto um foco de luz, que, por sua vez, ao passar pelo corpo vai iluminando suas partes.

A consigna pode incluir também a observação de quais regiões do corpo interno não permitem a passagem dessa luz, e em quais ela flui rápido, lento etc.;

c) **Soltar as partes do corpo:** Pede-se que o paciente, deitado, busque sentir de forma ascendente as partes do seu corpo, para relaxá-las em seguida. Exemplo: dedos do pé, pé, perna, coxas, abdômen etc.;

d) **Buscar a zona de tensão ou sensação corporal:** Muitas vezes o paciente traz uma queixa explícita de angústia, peso, dor corporal. Nesses casos, podemos pedir-lhe que se deite, feche os olhos, respire fundo e busque focar a atenção nesta área. A idéia aqui é maximizar a percepção dessa zona, para depois proceder ao psicodrama interno.

V Dramatização

Um terapeuta iniciante, ao observar um colega mais experiente trabalhar, possivelmente sentirá uma grande admiração pela riqueza de instrumentos, jogos e manejo de cenas exibidas por seu colega. Provavelmente, também, perguntar-se-á de onde ele tira tantas idéias e como ele próprio, com sua pouca experiência, pode consegui-las.

Meu objetivo nesse capítulo é fornecer, de forma organizada, o repertório de manejos terapêuticos que pude acumular durante meu aprendizado. Creio que ele será útil para outros terapeutas, talvez como um modelo básico para iniciar um trabalho e, a partir daí, criar seu próprio repertório.

Não me esqueci da espontaneidade, e não pretendo boicotá-la. Penso que dar uma mão para quem engatinha é uma forma segura de vê-lo, já, já, caminhar sozinho e com segurança. É isto o que pretendo.

Tive várias dúvidas ao escrever este capítulo. Algumas se referiam a como organizar as diferentes formas de dramatizar com o paciente, e outras a como expor esses diferentes manejos.

Responder à primeira questão causou-me problemas maiores. O que pensei inicialmente foi que, sob o nome "dramatização", são chamados vários procedimentos. Fala-se em "técnicas clássicas", dramatização de cena aberta, psicodrama interno, trabalho com sonhos, trabalho com imagem e jogo dramático.

Pareceu-me extremamente complexo limitar cada uma dessas categorias, uma vez que freqüentemente elas se interpenetram durante um mesmo trabalho. Ainda assim me propus a tarefa de circunscrever cada uma delas, buscando alguma organização didática. Sempre que possível, acrescentei também pelo menos um exemplo clínico de cada procedimento bem como comentários de colegas sobre as técnicas utilizadas. Algumas vezes, estendi-me em considerações históricas ou teóricas por conta de curiosidades pessoais minhas a respeito de uma ou outra técnica.

Bem, postas essas inquietações, seguirei relatando os diferentes manejos, iniciando pelas assim chamadas técnicas clássicas, tal como Moreno as descreveu. Elas são as técnicas básicas e são utilizadas em quase todos os tipos de manejos terapêuticos.

1. Técnicas clássicas

Duplo

O objetivo do duplo é entrar em contato com a emoção não verbalizada do paciente, e às vezes até não conscientizada, a fim de auxiliá-lo a expressá-la. Quanto mais o terapeuta estiver identificado com o paciente, melhor duplo será capaz de fazer.

Costumo dizer ao paciente que por um breve instante deixarei de ser eu, e tomar-lhe-ei o lugar. Através de verbalizações breves, mas precisas, procuro mostrar o que percebi. Finalmente, aponto a minha volta ao papel de diretora.

Ficha técnica
Um bom duplo pode ser obtido se seguirmos um pequeno roteiro de três fases:
a) o terapeuta procura inicialmente assumir a postura física do paciente para, através dela, empatizar com sua vivência emocional. A título de entrar melhor no papel, pode até verbalizar as últimas frases que o paciente formulou;
b) em seguida, o duplo deve começar a colocar em dúvida os sentimentos formulados pelo paciente e ir experimentando a possibilidade de novas motivações e novas emoções naquele papel;
c) por último, o duplo deve afirmar e concretizar essas novas possibilidades.
Perigos
1. O duplo não se integrar no papel e confrontar o paciente com sentimentos e emoções que não são dele necessariamente.
2. O duplo, integrado no papel, não dar tempo para o paciente sentir a emoção. É um adiantamento em relação ao paciente, que pode redundar num descompasso entre o que o paciente sente e o que foi dito pelo duplo, estimulando mecanismos defensivos.
Exemplo
a) *Dados pessoais*: A, sexo feminino, 25 anos, há 5 anos em terapia.

b) *Por que T propôs a técnica*: a paciente está num momento difícil de sua vida. Sempre foi muito sonhadora e agora a realidade parece se impor, cada vez mais, aos seus olhos. No meio de uma dramatização onde se trabalhava o presente, o futuro possível e o inatingível, coloca sua família (ela, marido e filho), pais, terapia, trabalho no momento presente. A terapeuta pede-lhe que fique junto desses aspectos do presente e pergunta-lhe como se sente. A paciente fica quieta e depois comenta: "São bons". A T percebe que existe uma dificuldade da paciente vivenciar mais profundamente as emoções disparadas por este evento, e por isso faz-lhe o duplo.

c) *Descrição da vivência da paciente*:

P: São bons (*refere-se aos aspectos do presente*).

T: Vou deixar de ser eu e fazer um duplo de você, tá? Cada vez que eu ficar atrás de você é porque sou um outro você, e quando eu me puser à frente, é porque sou eu mesma tá?

P: Tá.

T (*como duplo de P*): É, acho que são bons, mas não estou bem com eles.

P: É, não estou legal.

T (*como duplo de P*): É como se em cada um deles houvesse uma parte de que eu não gosto.

P: Começa a pegar, um por um, os aspectos do presente, dizendo-lhes porque não se satisfaz com eles.

T (*como duplo de P*): Eu não estou bem com estas coisas, o que mudou?

P: Antes era diferente, agora é como se houvesse uma parede entre eu e as coisas ou entre duas partes minhas.

T (*pára o duplo e reassume seu papel de diretora, pedindo a P para montar a imagem que surgiu*).

Comentários: 1 - O duplo é um momento breve na dramatização, ao final do qual o T retorna ao papel de diretor.

2 - T foi muito didática ao explicar ao paciente o que faria, mas gerou um desaquecimento. Quase funcionou como um espelho do duplo. É melhor realizar o duplo sem antecipá-lo ao paciente.

Espelho

Ficha técnica

Consiste em o terapeuta se colocar na postura física que o paciente assume em determinado momento, como uma fotografia ou um *flash* de um filme. O objetivo é permitir que o paciente, olhando para si, de fora da cena, atine com todos os aspectos presentes nela e com sua reação frente a estes aspectos. Trata-se de favorecer um incremento da função observadora do eu.

Este distanciamento da cena favorece, além disso, uma tomada de consciência que a proximidade emocional dificulta. É um recurso útil para finalização de dramatizações, momento no qual se procura resgatar toda a vivência do paciente. É também importante, no meio de cenas complexas, a fim de que o paciente dê, a partir desta observação à distância, a direção que a dramatização deve seguir.

O espelho é uma das técnicas que melhor favorece um *insight*. Em geral é o lugar de onde se percebe a resolução do conflito.

No caso do psicodrama bipessoal, o terapeuta pode se colocar no papel do paciente ou pode colocar uma almofada em seu lugar e descrever verbalmente o que percebe, sugerindo que o paciente assim o veja também.

No primeiro caso, quando me coloco no lugar do paciente, costumo avisar-lhe o que vou fazer. Por exemplo: "Olha, vou deixar de ser Rosa um pouco, vou me colocar no seu lugar, e fazer do jeito que você fez. Olhe apenas". Em seguida, volto ao meu papel de diretora e pergunto-lhe o que percebeu.

No segundo caso, quando uso um travesseiro e descrevo a postura que vejo, costumo ser clara e enfática na descrição. Por exemplo: "Aqui está você, P, nesta cena. Você diz que não está nem aí com seu chefe. Mas veja sua postura: os braços estão cruzados bem apertados, os olhos não olham para lugar nenhum, e teus ombros estão caídos. O que te parece?".

Devo dizer que, na minha experiência, tem sido raro o paciente que se confunde ou não entende a proposta, e quando isto acontece costumo repetir e ser mais enfática nas consignas. Tenho quase certeza de que quando o paciente não compreende o que está sendo proposto, ele não o faz por dificuldades outras, mais pertinentes à sua problemática específica, do que à técnica em si.

Perigos
O espelho corre o risco de ser uma técnica agressiva, sobretudo se tomar a forma de uma caricatura. Seu benefício terapêutico se perde, suscitando, pelo contrário, um acirramento das defesas.

Exemplo 1: Espelho como caricatura
a) *Dados pessoais*: M, 18 anos, há 8 meses em terapia.
b) *Por que T propôs a técnica*: a paciente sempre entra na sala da mesma forma. Parece esbaforida, cansada, suspirante. Muitas vezes, quando se senta, já não apresenta este cansaço ou não o menciona, mas, invariavelmente, na sessão seguinte entra da mesma forma.
c) *Descrição da vivência da paciente*: a terapeuta, logo após fechar a porta da sala, diz à paciente:
T: Olha M, vou te mostrar como você entra na sessão. Faz tempo que quero te mostrar.

T (*no lugar de M*): Põe-se a esbaforir, suspirar, maximizando os gestos da paciente.

P: Mas é porque eu venho cansada, pego muitos ônibus.

T: Sempre vem assim?

P: É por causa dos ônibus.

T: Será que não há nada mais que você quer me comunicar com este gestual todo?

P: Não, não estou cansada de vir aqui (*negando*).

Comentários: 1. Devido ao teor caricatural com o qual T desenvolveu este espelho, a técnica não obteve o *insight* desejado; pelo contrário, levantou defesas.
2. T parecia ansiosa para mostrar à paciente o que havia percebido. Esta ansiedade leva-a, provavelmente, a ser mais exagerada do que o necessário.

Exemplo 2: Espelho bem empregado
a) *Dados pessoais*: A, 56 anos, há 4 anos em terapia.

b) *Por que T propôs a técnica*: de modo semelhante à paciente anteriormente descrita, esta tinha um modo peculiar de adentrar à sessão. Fazia-o de um jeito extremamente formal e distante. Ao seu "como vai" verbal agregava-se uma determinada postura das mãos (uma mão segurava a outra) e, em seguida, a paciente se dirigia com andar pesado à sua poltrona, sentava-se e suspirava, como se estivesse cansada ou como se tivesse feito um grande esforço para chegar à sessão.

Especialmente por se tratar de uma paciente que estava há tanto tempo em terapia, chamava a atenção de T este modo formal e distante de cumprimentar, absolutamente diferente da forma pela qual a paciente saía da sessão — beijando T e parecendo próxima afetivamente.

c) *Descrição da vivência da paciente*:
P (*entra na sala cumprimentando T verbalmente*): Como vai? (*suas mãos se seguram mutuamente, vai até o sofá, senta-se e suspira.*)

T: Tudo bem?

P: Tudo, foi uma semana boa a que passou.

T: Curioso, não é o que eu pensaria se apenas visse a sua forma de entrar aqui.

P: Como assim?

T: Quando você chega à sessão, sempre me parece cansada ou aborrecida e percebo muitas vezes que o que você fala em seguida não confirma esta minha observação.

P: Como eu chego à sessão?

T: Vou lhe mostrar. Troquemos de papel. Você é a Rosa e eu sou A.

T   (*no papel de A*): Como vai? (*segura fortemente as mãos, senta-se e suspira.*)

P   (*em seu papel*): Eu sempre faço assim.

T   (*como T*): Não posso lhe dizer que sempre, não contei, mas essas mãos apertadas, o suspiro e a distância que sinto nesta sua chegada me chamam a atenção já há algum tempo.

P: Será que é porque eu não sei como chegar?

T: Como assim?

P: Sempre que chego em algum lugar, não sei como agir. Por exemplo, não sei se beijo as pessoas, se elas querem me beijar, não sei se as pessoas que eu conheço vão estar e, se não estiverem, como cumprimentarei ou não as pessoas estranhas.

T: Sim, pode ser por aí. Os movimentos que você faz quando chega são formais, não mostram muito todas estas coisas que você sente. Só o suspiro diz algo.

P: Acho que é um desabafo, por todas essas coisas que seguro dentro.

T: É, provavelmente te custa alguma ansiedade esse chegar. Por outro lado, você cria algum mal-estar na outra pessoa que te recebe. Eu, por exemplo, me sinto desconcertada, porque a paciente que me deixa no final da sessão — me beija, é calorosa, não é igual àquela que recebo a cada nova consulta. Como se nós, nossa relação, não tivesse uma história, uma seqüência.

P: Concorda... acrescentando que não sabe se deve me beijar ou não, mas acha curioso que sabe se despedir. Como se estivesse presa (*neste ínterim segura suas próprias mãos*).

T: Aponto-lhe o gesto, peço para aumentá-lo e perceber o que isto lhe produz. Partimos então para um trabalho com a imagem que lhe surge.

Comentários: Bem empregado, o espelho pode facilitar a percepção de sentimentos e atitudes mascarados pela conduta.

Inversão de papéis

Ficha técnica

Moreno dizia que a inversão ou troca de papéis era o motor que propulsionava o psicodrama. Essa talvez seja uma das técnicas clássicas mais utilizadas na clínica. Propicia, além da vivência do papel do outro, o emergir de dados sobre o próprio papel que, sem este distanciamento, não seria possível.

Basicamente pede-se ao paciente que, inicialmente, tome o lugar do outro, ou seja, represente o papel de alguém, sobre quem esteja falando, em vez de apenas falar sobre essa pessoa. O terapeuta o auxilia, através da técnica da entrevista (ver p. 28), a ir compondo este personagem e empatizando, pouco a pouco, com suas percepções, emoções e opiniões.

Existe uma controvérsia a respeito de quando a tomada de papel configura uma inversão típica e quando não. Para alguns psicodramatistas[31] só seria adequado falar de "inversão de papéis" quando as duas pessoas envolvidas em determinado vínculo estivessem presentes na sessão. Neste sentido, só poderíamos realizar esta técnica em terapias de grupo, vinculares, de casal ou familiares. Nas psicoterapias bipessoais isto só seria possível quando se estivesse trabalhando a relação terapeuta-cliente.

Eu penso que ambas as técnicas se referem a um mesmo processo, com graus crescentes de complexidade. Se pensarmos no desenvolvimento infantil, como o faz José Fonseca[32], veremos que a criança primeiro toma o lugar da mãe, imitando-a nas roupas, gestos, falas etc., e só mais tarde é capaz de verdadeiramente trocar de lugar com ela, no sentido de estar capacitada a perceber e reagir à realidade como ela o faria. Neste sentido, entre o simples "imitar a mamãe" e o "ser a mamãe" existem níveis intermediários de vivência do papel do outro.

No psicodrama bipessoal esta evolução, da tomada de papel à possibilidade de realmente experimentar ser o outro, se dá, na minha opinião, através do aquecimento; quanto maior for a aderência e empatia que o paciente obtiver na tomada de papel do outro, mais poderemos falar em inversão de papéis. A técnica da entrevista feita pelo terapeuta durante a fase de tomada de papel do outro e o fato de o terapeuta emprestar sua voz à almofada que representa o próprio sujeito vão criando este aquecimento, e propiciando um "como se" mais substancial, onde aquela relação parece estar ocorrendo no aqui e agora. Tenho observado um incremento do tele em muitos pacientes após a inversão de papéis numa terapia bipessoal, bem como um incremento da auto-tele, ou seja, o paciente realmente reformula a forma como percebe e experiencia a si mesmo e aos outros.

Indica-se uma troca de papéis sempre que se deseje investigar mais profundamente uma relação importante para o paciente. Segundo Bustos[33]:

...as oportunidades para se indicar uma troca de papéis são:
1. quando o protagonista faz uma pergunta direta ao ego auxiliar, fazendo com que este deva comprometer-se por ele. A troca de papéis permite que o próprio paciente responda às perguntas ou resolva a situação;
2. quando se quer mostrar ao paciente como o outro recebe suas condutas...;
3. quando se inicia uma dramatização, com o fim de fazer uma troca de papéis informativa, para que o ego auxiliar veja como deverá compor o papel indicado.

As informações assim colhidas se prestam a várias funções: podemos saber melhor como o paciente se sente visto pelo papel complementar;

podemos solicitar-lhe que advogue o ponto de vista do outro e, assim, enxergar, talvez, uma nova verdade; podemos pedir-lhe que responda para si mesmo as perguntas que tem por fazer ao papel complementar etc.

Enfim, essa é uma técnica muito fértil quanto aos dados que pode fornecer, porém sua utilização fica prejudicada quando o paciente não tem condições de discriminar seu mundo interno do outro. Ou, ainda, pacientes que usualmente conseguem esta discriminação, circunstancialmente (pela dificuldade do tema tratado ou pela intensidade da emoção evocada) perdem esta capacidade.

Exemplo: Inversão de papéis

a) *Dados pessoais*: M, 23 anos, drogadito — não trabalha, não estuda, nega muito suas próprias emoções. Há um mês em terapia.

b) *Por que T propôs a troca de papéis*: T tem tentado, sem sucesso, trabalhar mais com a técnica do duplo para tentar nomear emoções que o paciente nega. O que ocorre é que o paciente nega o duplo, coloca-o como uma opinião da T que ele descarta. Nesta sessão, traz um sonho onde está na casa de um amigo, como se fosse sua própria casa, e o que diz deste amigo é que ele é um bobão, considerado assim pela "turma". É uma sessão também onde o paciente pede a T um tempo na terapia, por problemas financeiros dos pais, que T, de antemão, sabe inexistirem.

Portanto, o que T queria investigar é o que acontece na transferência que dificulta ao paciente o acesso ao processo terapêutico.

Em determinado momento, colhendo as associações livres do paciente a respeito do sonho, ele diz à T que muitas vezes também se sente meio bobão na turma.

T pede-lhe então que monte a situação onde assim se sente.

c) *Descrição da vivência do paciente:*

P: Aqui estou, eu e o Maurício, e outros amigos. Eles falam de forma machista das garotas com quem transam e eu não concordo.

T: Em que momento você se sente bobão?

P: Não dá para explicar, não é bobão, você precisaria conhecer o Maurício para entender.

T: Seja o Maurício então.

P: Como assim?

T: Como num jogo de teatro. Quer ver? Levante-se. Ande um pouco pela sala e vá me compondo e apresentando o Maurício que você é, agora! (*T é enfática e afirmativa.*)

P (*anda pela sala, meio sem graça.*)

T: Maurício, quantos anos você tem?

P (*enquanto Maurício*): 23.

T: Você é da "turma", fuma, cheira... (*T fala brincando.*)

46

P (*enquanto Maurício*): Não é assim também, mas eu dou minhas puxa-dinhas, sabe como é?

T: Sei... (*rindo*). Me conta uma coisa, Maurício, que há com o Marcelo que às vezes se sente um bobão aqui?

P (*enquanto Maurício*): Ele é muito teimoso, quando o contrariam ele responde calmo, mas fica uma fera.

T: E aí você acha que ele se sente bobo?

P (*enquanto Maurício*): Pode ser, lá no fundo, porque ele não mostra. Ele fica puto.

T: É, eu sei, eu já vi também ele aqui na terapia ficar puto contido, tentando disfarçar, mas eu não sabia que lá no fundo ele se sentia um bobão, humilhado. Talvez isto esteja dificultando ele, aqui comigo também.

T: Pede para Marcelo ser ele mesmo, fora da cena, e comentar.

P: Pode ser, mas eu sinceramente não acho que me sinto um bobão aqui. Porque você é psicóloga e aqui eu tenho que falar tudo.

T: Por isso mesmo, a psicóloga, aquela que sabe tudo, parece que sempre tem razão e não você, que é o paciente, que tá doente e fica então como o bobão. Você muitas vezes vai ter razão aqui, Marcelo... e eu não sei tudo. Tinha razão lá na turma, quando discordava dos "machistas", mas acho que a sua maior dificuldade é de poder sustentar a sua opinião e suas emoções, sobretudo quando fica com raiva.

P: Pode ser.

T: Vamos voltar à turma, vamos montar o pedaço onde você fica puto com os seus amigos. (*A sessão transcorre a partir daí.*)

Comentários: 1. Chama a atenção como o próprio paciente pede a técnica de inversão ao dizer: ...você precisaria conhecer o Maurício para saber.

2. Também me parece apropriada a analogia do bobão no sonho, na turma e na terapia. Este paciente continuou o processo terapêu-tico, podendo estar mais solto nas sessões seguintes.

3. A terapeuta, até então extremamente relutante em traba-lhar dramaticamente com esse paciente, devido à forte resistência encon-trada, se sentiu mais segura de poder fazê-lo, a partir dessa sessão.

Solilóquio

Ficha técnica
Essa é uma técnica extremamente simples de ser usada. Consiste em se pedir ao paciente que "pense alto", como se fosse possível haver um alto-falante em sua cabeça.

É útil sempre que o paciente se apresenta algo inquieto ou dá mostras de estar se atendo a condutas socialmente esperadas e, portanto, algo estereotipadas.

O que é expresso no solilóquio, freqüentemente, dá valiosas dicas ao terapeuta sobre como prosseguir a dramatização, trazendo sentimentos ainda não expressos ou outras cenas que, paralelamente, habitam os pensamentos do paciente.

Exemplo

a) *Dados pessoais do paciente*: A, 25 anos, sexo masculino, há 4 anos em terapia.

b) *Por que T propôs a técnica*: A conta à T logo no começo da sessão que sua mãe, com quem tem sérios atritos, está hospitalizada e que ele não vai visitá-la, apesar de saber que deve ir.

T propõe fazer a visita no consultório, ou seja, montar a cena do quarto do hospital e este encontro com a mãe que o P tanto teme.

P reluta em aceitar trabalhar dramaticamente a situação, alegando que vai chorar e não quer, mas, enfim, resolve dramatizar.

c) *Descrição da vivência do P*: após a montagem da cena, já diante do leito da mãe, A fica mudo e congelado, sem movimentos.

T: Pense alto...

A: Eu quero dizer a ela que gosto dela, que quero que ela fique boa, mas se eu abrir a boca vou mandá-la à "puta que pariu" como sempre faço, acusá-la de ser fingida, folgada e histérica. Agora não posso fazer isso.

T: Há duas coisas que você não pode. Uma é dizer que gosta dela e outra dizer que não gosta. Porque se trata de uma mesma pessoa que tem partes que você ama e partes que você odeia. Vamos fazer uma coisa, vamos fazer existir duas mães: uma que você ama e outra que você odeia, para que você possa dizer a elas o que tem guardado.

Comentários: O solilóquio, no caso citado, permitiu à T escapar do imobilismo do paciente e ter idéias sobre como continuar a sessão.

Maximização

Ficha técnica

A proposta aqui é pedir ao paciente que maximize um gesto, uma forma verbal, uma postura corporal — enfim, qualquer sinal destoante do resto de sua comunicação, quando esta nos soa estereotipada, formal ou estéril.

Exemplo

a) *Dados pessoais*: M, sexo feminino, há 2 meses em terapia, 17 anos. Tem quadro de uma fobia noturna, encoprese etc.

b) *Por que T propôs a técnica*: M apresenta um movimento estereotipado muito freqüente, enrosca um chumaço de cabelo nos dedos, leva-o para o nariz e em seguida para dentro da boca. É um movimento muito rápido, mas insistente.

Na sessão em questão, esse movimento novamente se repete e T resolve investigá-lo.

c) *Descrição da vivência da P*:

T: Preste atenção no que faz com o cabelo, M.

P (*pára o movimento bruscamente*): Não faço mais, tá? (*como se T a tivesse reprovado*).

T: Não, não pare! Pelo contrário, faça e mais rápido. Vá lá.

P (*começa o movimento, com ar enigmático, faz algumas vezes e pergunta para T*): E daí?

T: Que te lembra?

P: Nada. Não sei.

T: Faça de novo. Não pare!

P (*faz o movimento, fica em silêncio uns cinco minutos, depois diz*): O cabelo vai para o meu nariz e depois para a boca. Eu gostava de cheirar um paninho quando era pequena. Alguém jogou ele fora.

T: Quando você o cheirava?

P: Para dormir — acho que eu tinha medo.

T: Que idade você tinha?

P: Não sei, eu era pequena mesmo... mas não sei... acho que 6 anos, não menos que 4!

A sessão se desenrola então verbalmente, M fala que tinha medo da Lua, mas não se recorda por quê. Cerca de oito meses após, T chama a empregada que trabalha com a mãe de M há mais de 30 anos para uma entrevista, e ela informa que contava estórias de sua terra para M e que ela própria, a empregada, tinha medo de lobisomem em noite de lua cheia.

Entretanto, M continua com o movimento do cabelo até hoje (1 ano depois). Às vezes se pergunta, ao se dar conta do movimento repetitivo: do que será que estou com medo hoje? Quase sempre consegue uma resposta de si mesma.

Concretização

Esta técnica consiste na materialização de objetos inanimados, emoções e conflitos, partes corporais, doenças orgânicas, através de imagens, movimentos e falas dramáticos. O terapeuta pede ao paciente que lhe mostre, concretamente, o que estas coisas fazem com ele e como o fazem. Trata-se de um recurso técnico importante, pois, se bem conduzido, acelera uma catarse de integração, senão "produz somente descarga física sem nenhum valor terapêutico" [34].

No psicodrama bipessoal, esta técnica implica uma dificuldade a mais, pois, tradicionalmente, cabe ao ego auxiliar jogar o papel das sensações concretizadas. Assim, se o paciente se diz aprisionado em determinada situação, é o ego auxiliar quem, trocando de papéis com ele, vai ajudá-lo a concretizar seu aprisionamento. Como fazer isso quando não se conta com um ego auxiliar e quando se sabe que não convém, para não estimular transferências, que o terapeuta jogue diretamente com o paciente?

Uma solução seria jogar com o paciente, mas intermediando nosso contato físico com algum objeto (almofadas, livro) sobre o qual, quer pressionando ou imobilizando, conseguimos o efeito desejado.

Exemplos:

• Quando o paciente se diz aprisionado ou constricto por alguma situação, o terapeuta pode pedir-lhe que encontre um lugar na sala onde assim possa se sentir. Num caso concreto que vivenciei, o paciente se encolheu embaixo de uma mesa e pediu-me para tampar as saídas com almofadas que não se moviam. Foi isso o que fiz, impedindo o deslocamento das almofadas com minha força física. Ao mesmo tempo, eu conversava com o paciente, perguntando-lhe o que sentia, como era não poder sair dali, e o que aquilo lhe lembrava.

• Num outro exemplo, o paciente se dizia fustigado por determinada pessoa. O terapeuta utilizou uma régua e, de acordo com instruções do paciente, começou a cutucá-lo em várias partes do corpo. Ao mesmo tempo perguntava ao paciente o que lhe lembrava aquela situação e por que aquela pessoa fazia aquilo com ele. O paciente foi ficando muito irritado e lembrou dos beliscões dissimulados que a mãe lhe dava na infância.

Em síntese, várias formas de utilizar a concretização no psicodrama bipessoal podem ser inventadas. O importante é que a atuação do terapeuta seja através de um objeto, e que sua atenção e fala estejam conectadas com a vivência do paciente, se referindo ao concretizado (seja lá a pessoa que fustiga ou aprisiona) na $3^{\underline{a}}$ pessoa.

2. Dramatização em cena aberta

Chamo *dramatização em cena aberta* o manejo técnico que pede ao paciente para montar, na sessão, a situação concreta que ele quer trabalhar. A ação dramática é externa.

Pode ser uma situação que ele vá enfrentar e que receie, ou algo que já aconteceu e que ainda lhe traga conflitos ou, mesmo, cenas de um sonho.

De qualquer forma, o trabalho com cena aberta envolve:

a) montagem de um cenário em que a ação se desenrola (ex.: casa, sala, escola);
b) definição do tempo em que a ação se passa (ex.: manhã de sexta-feira, domingo à noite etc.);
c) colocação dos personagens envolvidos na cena (ex.: pai, chefe, amigo etc.);
d) a interação desses personagens — que é manejada com todas as técnicas do psicodrama clássico (duplo, espelho, solilóquio, inversão de papéis e interpolação de resistência).

É extremamente importante a colaboração do diretor nesta montagem de cena. Mediante breves perguntas, feitas a título de se localizar e de entender o que o paciente está mostrando, ele vai, ao mesmo tempo, auxiliando-o a se aquecer e aquecendo a si próprio. Como eu já disse anteriormente (ver p. 36), ao me referir ao aquecimento para cenas abertas, é importante auxiliar o paciente a se ater a um certo número de detalhes, alguns absolutamente supérfluos à primeira vista, mas que o colocam crescentemente em contato com memórias e emoções associados a eles.

Bustos costuma focar em algum objeto irrelevante da montagem, por exemplo, um vasinho ou qualquer "coisa" que esteja em cima da prateleira. É uma forma interessante de conseguir um nível de dramatização ótimo, pois, às vezes, quando o paciente vem superaquecido, isto o desaquece, evitando catarses prematuras, sem elaboração. Outras vezes, pelo contrário, insistir em algum detalhe supérfluo auxilia o protagonista a concentrar mais sua atenção e vivenciar com mais concretude a cena.

Exemplo

a) *Dados pessoais*: S, 24 anos, há 4 anos em terapia. Paciente com dificuldade de contato social acentuada; está tentando iniciar um novo emprego. Vem muito ansioso, dizendo que pensa em largar o trabalho, pois tem que entrar em contato com as pessoas e sente que não quer. Diz que não é que tem dificuldades de estar com as pessoas, é como se houvesse algo ruim com ele e ele não quisesse fazer isso, não quisesse se esforçar.

T pede que o paciente lhe dê um exemplo, montando uma situação onde isso ocorreu na última semana.

b) *Por que T usou essa técnica*: pareceu-me uma boa forma de averiguar o que o paciente estava trazendo, sua verbalização era confusa e entrar na cena era uma forma de clarificá-la.

c) *Descrição da vivência do paciente*:

P: Outro dia eu tinha que descer até o setor de pessoal. Era uma coisa simples, só ir lá e perguntar para o encarregado quantos funcionários trabalham ali. Eu fiquei enrolando, enrolando, não queria ir. Parece que eu queria enrolar.

T: Onde você estava enquanto enrolava?

P: Na minha mesa. É uma sala retangular e tem 3 mesas (*coloca almofadas no lugar das mesas*).

T: Tem mais alguém sentado nessas mesas?

P: Não. Só eu.

T: E onde há portas e janelas?

P: Aqui tem uma janelinha falsa, que dá para o corredor... e aqui uma porta.

T: Sente-se na sua mesa. O que há em cima dela?

P: Um monte de papéis que eu tenho que arrumar, mas não arrumo, enrolo também.

T: Começa a enrolar e pensa alto.

P: Preciso falar com o encarregado... vou mais tarde, é melhor ir agora porque senão eu não vou... eu me conheço... mas eu não quero ir... não quero e não vou, não importa... perco o emprego. (*Segura a barriga com uma das mãos.*)

T (*cobrindo a mão do paciente com sua própria mão*): O que você sente aqui?

P: Como se fosse enjôo, náusea.

T: Deixe que esta náusea te leve, o que ela lembra?

P: (*demora para associar, e finalmente diz*): Não sei se tem a ver, mas me lembra quando minha mãe queria que eu comesse verdura e eu não queria.

T: Quantos anos você tinha?

P: Ah... eu era pequeno, 3, 4 ou 5 anos. Ela tinha mania de fazer a gente comer verdura.

T: Lembra de uma dessas vezes.

P: Todo dia na hora do almoço.

T: Onde vocês almoçavam?

P: Na copa. Era uma sala quadrada, tinha uma mesa redonda e quatro cadeiras. Aqui sentava meu pai, aqui minha mãe, eu do lado dela e meu irmão aqui (*mostra, assinalando com almofadas*).

T: O que mais tinha nesta copa?

P: Como o que mais?

T: Só tinha a mesa?

P: Não, tinha um aparador embaixo da janela.

T: Tá. Senta no seu lugar, faz um solilóquio.

P: Não vou comer a verdura hoje, lá vem ela de novo!

T (*para P, criança*): Que idade você tem nessa cena?

P: 4 ou 5 anos.

T (*para P, criança*):Você está almoçando ou jantando?

P: Almoçando.

T *(para P, criança)*:Você está com fome?
P: Morrendo. Eu vim da escolinha com fome.
T: E tem coisa aqui na mesa que você gosta de comer?
P: Tem... tem bolinho, batata... Mas verdura não.
T *(para P, adulto)*: Bom S. Troca de lugar e seja sua mãe um pouco.
P *(enquanto mãe)*: Este menino me dá tanto trabalho. Só come porcaria. *(em solilóquio.)*
T: O que a senhora quer que ele coma?
P *(enquanto mãe)*: Um pouco de tudo e, sobretudo, verdura. Ele nunca quer comer, mas eu insisto. Ele é teimoso, mas eu venço!
T *(para P, enquanto mãe)*: Quanto tempo demora esta luta?
P *(enquanto mãe)*: Um tempão, deixo de fazer as coisas para ficar com ele... ele é o filho que me dá mais trabalho...
T *(para P, enquanto mãe)*: Muito bem, mãe, continue insistindo para ele comer verdura.
P *(enquanto mãe, para P pequeno)* *(almofada)*: Você não sai dessa mesa enquanto não comer... não vai brincar, dormir, não vai fazer nada.

T pede a troca de papéis e verbaliza na terceira pessoa do singular a última fala da mãe T: "Veja, P, o que ela disse, você não vai a lugar nenhum se não comer".

P *(pequeno)*: Então não como e não vou a lugar nenhum.

T procede a várias trocas e o diálogo entre mãe e filho é muito semelhante sempre. Em determinado momento, põe duas almofadas sinalizando mãe e filho, e tira P da cena, pedindo-lhe um espelho, ou seja, para olhar de longe e ver o que lhe parece.

P: No fim é para ver quem ganha. Fica um jogo entre eu e ela, ninguém quer ceder, ninguém quer ser o fraco.
T: Isso mesmo. A verdura é ruim e você não a quer. Mas o jogo, de algum jeito, é bom e você o mantém. Para que será que o mantém?
P: Para vencê-la, para não ser vencido, humilhado... e, no final, eu acabava comendo.
T: Vamos voltar para a primeira cena, onde você enrolava para ir até o setor de pessoal.

P e T recompõem com almofadas a sala do escritório de P, e T coloca uma almofada no lugar de P, dizendo: "Olha, P, o que acontece aqui, no escritório, tem a ver com aquele velho jogo que você mantinha com a sua mãe, para ver quem ganhava. Olha quanta onda você está fazendo para realizar uma tarefa que até pode ser chata, mas tem que ser feita e é rápida. O que você diria para si mesmo nessa cena?"

P *(para P)*: Come logo e vai brincar, seu bobo.
T: Sim, isto você diria para o menino na mesa com a mãe, não é?
P: É... eu confundi.
T: E aqui no escritório?

53

P *(para P) (almofada)*: Vai logo, antes que o setor de pessoal feche. Pára de encompridar assuntos inúteis. Tem que ir, vai logo. Não tem nenhuma mamãe para barganhar!

Comentando a dramatização, o paciente percebe que funciona, em alguns momentos, como se fosse sua mãe, extremamente condescendente e insistente e que, no final, acaba patrocinando e reforçando a birra do filho. Percebe também como, no papel de filho, aprendeu a monopolizar a atenção da mãe através dessa birra e, atualmente, precisa abandonar essa forma neurótica de chamar a atenção.

3. Psicodrama interno

O psicodrama interno é uma técnica familiar aos psicodramatistas brasileiros. Não tenho meios, entretanto, de saber o que se passa com esta forma de trabalho no resto do mundo, pois, a não ser pelos livros de gestalt-terapia, que desenvolvem algumas práticas semelhantes, não tive acesso a nenhum outro trabalho escrito que mencionasse essa técnica.

Mesmo aqui em nosso meio, carecemos de bibliografia a respeito. O pouco que obtive de informação escrita se deve a José Fonseca Filho, a quem agradeço muitíssimo e que me emprestou um esboço de trabalho escrito, ainda não publicado, onde ele busca refletir sobre o tema. Também de muita valia foi o capítulo sobre psicodrama interno contido no livro de Vitor C. Dias [35].

As considerações expostas neste capítulo são, portanto, fruto da leitura e discussão dos textos acima mencionados, bem como de debates verbais e pessoais que pude ter com os drs. Fonseca Filho e Bustos, além, é claro, de minha própria vivência enquanto paciente e terapeuta.

O que é o psicodrama interno?

Quando me refiro ao *psicodrama interno*, entendo um trabalho de dramatização onde a ação dramática é simbólica. O paciente pensa, visualiza e vivencia a ação, mas não a executa. Esse tipo de trabalho envolve sempre:

a) uma fase inicial de relaxamento;
b) uma segunda fase, calcada em algum indicador físico, emocional ou imaginário, que conduz ao mundo interno e seus personagens;
c) a interação desses personagens — onde novamente são utilizados os recursos do psicodrama clássico, só que, desta feita, vivenciando a ação mentalmente.

Quando surgiu e quem criou o psicodrama interno?

Como já mencionei antes, José Fonseca Filho [36] afirma que "o psicodrama interno é uma técnica nascida da angústia do psicodramatista em seu *setting* de psicoterapia individual".

Vários autores parecem associados à sua origem. Fonseca menciona A. C. M. Godoy, psicodramatista e bioenergeticista brasileiro que começou por realizar dramatizações com o cliente "imaginando cenas"; também menciona Bustos, que em passagens de cenas pedia ao paciente para fechar os olhos e visualizar a cena que iria montar em seguida (*sic* Fonseca). Finalmente, é preciso destacar Vitor R. C. S. Dias, que denominou esse tipo de psicodrama de "psicodrama mental", e parece ter sido a pessoa que iniciou o uso sistemático desse recurso em nosso meio.

Algumas abordagens terapêuticas parecem ter marcada influência no surgimento dessa técnica. São elas: a psicanálise, o psicodrama, a bioenergética e a gestalt-terapia.

Da psicanálise, a herança mais clara e explícita que podemos apontar é o pré-requisito de uma postura solta e relaxada, favorecedora de maior contato com estímulos internos e estados regressivos.

Do psicodrama, a influência é maior, uma vez que é a utilização dos recursos técnicos clássicos do psicodrama o que configura o psicodrama interno como técnica terapêutica.

Já da bioenergética, a maior contribuição vem da ativação de imagens internas, propiciada pelos exercícios bioenergéticos.

Finalmente, a influência da abordagem gestáltica se faz presente nessa técnica, através da focalização da atenção nos estímulos internos, ou seja, na tomada de consciência e na exploração do que se passa internamente.

Indicações e contra-indicações do psicodrama interno

O psicodrama interno, enquanto técnica, não possui propriamente contra-indicações. Ele depende, para sua correta e proveitosa utilização, de um forte vínculo de confiança paciente-terapeuta, na medida em que o paciente se põe em princípio sob o comando sugestivo do terapeuta, para depois seguir criando segundo suas associações internas.

Depende também, sobremaneira, da confiança do próprio terapeuta na técnica, pois, por tratar com conteúdos a princípio pouco estruturados, freqüentemente leva o paciente a certa ansiedade de não conseguir associar, sentir ou visualizar nada. É o voto de confiança e a palavra reasseguradora do próprio terapeuta que auxiliam este estágio inicial.

Uma indicação clara para a utilização dessa técnica é a forma como o paciente faz sua queixa clínica. Assim, quando ele nos traz queixas vagas, sensações de angústia generalizada e/ou aparentemente sem motivo, configurando um quadro de conflito interno pouco definido, costuma ser muito útil trabalhar com o psicodrama interno.

Também com pacientes histeriformes, cuja forma de percepção elaborada do mundo externo e de suas causalidades se contrapõe a uma total falta de discriminação do mundo interno, o psicodrama interno pode ser especialmente útil e favorecer a introspecção e o processo de individualização.

Talvez a única contra-indicação seja quando a situação transferencial se apresenta muito forte, sendo apenas possível trabalhar o aqui e agora do vínculo.

Alguns autores precisam um pouco mais a utilização desta técnica. É o caso de Vitor C. S. Dias[37], que privilegia o uso do psicodrama interno em quatro situações:

a) superaquecimento do paciente — paciente que, durante um relato ou uma dramatização mais convencional, apresenta uma aceleração de sensações e/ou imagens e/ou pensamento. A montagem de cenas, nesses casos, poderia cortar a seqüência da produção do paciente, ao passo que o psicodrama interno facilitaria sua exteriorização;
b) situações onde a cena imaginada é de difícil concretização — o psicodrama interno facilitaria a abordagem desta cena por necessitar menos adaptações entre o simbólico do cliente e o simbólico proposto na cena;
c) queixas somáticas vagas;
d) situações em que o cliente tem medo e/ou vergonha e/ou qualquer tipo de dificuldade física para dramatizar.

José Fonseca[38] chama a atenção também para algumas vantagens do psicodrama interno, em relação à clássica montagem de cenas. Diz que alguns pacientes têm maior facilidade de dramatizar internamente do que na forma clássica, talvez porque essa última exija um deslocamento espacial do corpo, portanto um compromisso corporal concreto, ou seja, de uma ação com suas conseqüências.

... "É diferente, totalmente diferente, agredir fisicamente uma pessoa, agredir em uma cena do psicodrama, ou agredir, com todos os requintes, através da imaginação"...

Esse autor acredita que o ato corporal levanta barreiras fóbicas, às vezes intransponíveis, para alguns pacientes.

Também em relação à inversão de papéis, Fonseca aponta vantagens, sobretudo com psicóticos, que parecem ter o psicodrama mais exeqüível na forma interna do que na forma clássica.

Objetivos: Eu utilizo o psicodrama interno com os mesmos objetivos terapêuticos com que são utilizadas as outras técnicas em psicodrama, ou seja, procuro ajudar o paciente a elaborar seus conflitos, através das imagens, sensações e associações internas que aparecem. Também igualmente ao psicodrama clássico, pesquiso através do material obtido o *locus*, a matriz e o *status nascendi* destes conflitos.

Já José Fonseca prescinde, atualmente, desse objetivo elaborativo do psicodrama interno. Diz [39]:

> ... "inicialmente, acreditava que o mais importante seria a resolução de um conflito, hoje, penso que o mais importante é o livre viajar interno. Acredito na capacidade de auto-resolução ou, se quiserem, autocura.
>
> ... "O psicodrama interno não se propõe somente a resoluções de eventuais conflitos, mas, talvez, mais importante, a de desobstruir e calibrar canais de expressão, essenciais para a comunicação do inconsciente com o consciente".

Fonseca também menciona a utilização do psicodrama interno enquanto uma técnica breve, *"flashes* de psicodrama interno", que auxiliam em mudanças de cena e/ou num rápido mergulho na emoção vivenciada.

Descrição da técnica

Ficha técnica
a) Pede-se ao paciente para se colocar numa posição de relaxamento, de preferência deitado ou recostado numa poltrona.
b) Aplica-se uma das técnicas sugeridas para o aquecimento em psicodrama interno (ver p. 37).
c) Sugere-se então ao paciente que, pouco a pouco, se dê conta do que lhe ocorre: pode ser uma sensação corporal, uma imagem ou uma emoção. Importante aqui é reassegurar o paciente quando ele teme não ser capaz de produzir nada e dizer a ele que não force seus pensamentos, sensações e/ou emoções.

Exemplo: "Fique tranqüilo. Usufrua deste estado em que você se encontra. Deixe que os pensamentos, emoções ou sensações fluam dentro de você. Nós temos tempo, não se apresse!"

d) Nesse ponto deve-se iniciar o aprofundamento a partir do indicador* que o paciente trouxer. É desejável que, ao longo da dramatização, os três meios de expressão sejam explorados.

e) Durante a vivência do paciente, o terapeuta, através de consignas verbais, busca explorar as relações entre todos os elementos que apareçam, por mais abstratos e vagos que possam ser. Utiliza, para isso, os recursos técnicos do psicodrama clássico.

Exemplo

a) *Dados pessoais*: B, sexo feminino, 35 anos, solteira, há um ano em terapia bipessoal. Paciente com defesas racionais muito intensas que visam proteger uma fragilidade narcísica igualmente intensa. Está há dois anos num relacionamento afetivo muito complicado. O namorado é alcoólatra, bate nela. Ela, por medo de ficar só, não pode abandoná-lo.

b) *Por que T propôs a técnica*: a paciente chega à primeira sessão da semana (tem duas, normalmente) muito angustiada, com olhos lacrimejantes, voz engasgada. Diz que não sabe por que está assim.

c) *Descrição da vivência da paciente*:

T: Vamos tentar conhecer melhor isto que você está trazendo. Tire o sapato, desabotoe seu cinto e deite-se aí no tapete felpudo.

P: Hoje eu não vou ser capaz de fazer nada.

T: Não espero que você faça nada. Apenas deite-se, feche os olhos e respire fundo, soltando o ar pelo boca e inspirando pelo nariz. (*T estimula algumas 3 ou 4 inspirações e expirações profundas*.) Ótimo! Agora verifique o seu corpo, coloque-o o mais confortável possível.

P: (*vira de lado*).

T: Isso! Assim está bem?

P: (*acena que sim*).

T: Inspire de novo bastante ar, só que desta vez inspire junto uma sonda pequena com uma televisão na ponta, que irá fazer o mesmo percurso que o ar.

T (*após algum tempo, com voz branda, calma*): Tente observar como é o caminho do ar na televisão, veja se tem algo no caminho, que cor tem, como é etc.

P: Tem um caroço de abacate no meio do pescoço. Não deixa o ar passar. Só passa um pouquinho.

T: Sei. Como é esta sensação?

---

* Aqui se faz útil um esclarecimento teórico conceitual. Bustos nos fala de três indicadores: mental — pensamentos, imagens visuais, tudo o que se apresenta sob a forma de símbolo; o indicador emocional — produções intermediárias entre o corpo e a mente, que se apresentam sob a forma de angústia ou emoções variadas; e, finalmente, o indicador corporal, que corresponde a sensações sinestésicas variadas, tais como áreas de maior opressão ou constrição corporal, áreas de conforto e bem-estar etc.

P *(choraminga)*: Um horror! Parece que vou sufocar.

T: O que você diria para este caroço se pudesse?

P: Sai daí, senão eu morro sem ar.

T: Ok, troca com o caroço, seja ele. Vai sentindo os seus contornos, caroço. Veja como é sua textura, sua cor, seu tamanho. Como é estar aí dentro de B?

P *(como caroço)*: Bom. Ela quis me comer e eu fui comido.

T: Ela quis te comer, é?

P *(como caroço)*: Sabe, fome de prisioneiro de campo de concentração?

T: É uma fome brava, forte.

P *(como caroço)*: É, come-se qualquer coisa para não se sentir o horror da fome.

T *(para P como B)*: Muito bem B, volte a ser você e tenta sentir o que o caroço disse. Para não sentir o horror da fome, você come até caroço, que depois vai te asfixiar.

P *(como B)*: É, eu sei, já senti tanto horror na minha vida.

T *(para B)*: Tenta localizar esses momentos e ver quais abacates você comeu para tampá-los.

P: A morte da minha mãe, meu atual namorado.

T: Sente um pouco o horror da morte da mãe. Que idade você tem?

P: 9 anos.

T: É uma menininha, então? Tenta se ver sendo ela, veja seu rostinho num espelho, a forma como você penteia o cabelo, como você se veste, enfim seja você aos 9 anos.

P *(como menina)*: E agora?

T: Pois é B, sua mãe parece que vai mesmo morrer?

P *(como menina)*: É, mas meu pai vai casar com L, que é boazinha, bonita e vai cuidar de mim.

T: Este é o teu caroço neste momento? Uma fantasia de substituição da mãe pela madrasta.

P *(saindo do papel de menina)*: Ela nunca foi nem mãe, nem amiga. Ela também ficou engasgada no meu pescoço até hoje.

T: É isso. Tenta sentir agora alguma cena com o teu atual namorado, qualquer uma, a que primeiro te ocorrer.

P: Ele me batendo no último domingo, porque eu não queria viajar com ele.

T: Procure visualizar o momento em que isto acontece. O que você está sentindo?

P *(chorando)*: Sinto medo, estou horrorosa, toda encolhida.

T: Vá se encolhendo, faça seu corpo ficar o mais encolhido possível.

P: *(enrosca-se toda e chora.)*

T: O que você precisa neste momento?

P: Alguém que me proteja, que mande ele embora daqui para sempre, e alguém que faça eu não mais me enganar. Porque a semana que vem eu esqueço que ele me bateu e só vejo as coisas boas.

T: Parece que os abacates são todas as mentiras que você se conta para não ver fatos da realidade que lhe frustram e entristecem muito.

P: (*confirma com a cabeça, chorando.*)

T (*deixa passar um tempo, o choro da paciente diminui*): Muito bem B, imagina que você é adulta, num destes momentos em que está super bem, bonita, já vi você muitas vezes assim. Quero que você se aproxime da menina de 9 anos que foi e da B, encolhida, que apanha. Como se fosse possível se ver ao mesmo tempo em três momentos. Diz uma única frase para cada uma delas, que te parece essencial elas ouvirem.

P (*para a menina*): Ninguém vai substituir sua mãe e as coisas vão ser todas diferentes agora. Não se engane, pare de mentir para si mesma.

P (*continuando, para a encolhida*): "Dá um pontapé no saco dele, fala que ele é um bosta e foge. Não minta para si mesma dizendo que aquilo vai passar, ou que foi você que provocou a raiva dele. Ele é doente! Doente e não quer se tratar. Se manda!

T: Não se engane! Pare de mentir para si mesma. É isso?

P: É.

T: Muito bem B, respira fundo, solta o ar pela boca, vê como está a sensação no peito (*B mexe no próprio peito*), vai devagarinho mexendo os pés, o corpo, abrindo os olhos, e chegando aqui.

Comentários: No *sharing*, a paciente e T processam esta série de mentiras que B se conta, e fica clara a idéia de que mentir, fantasiar, iludir-se são velhos métodos que B utiliza para não sofrer. Nega os fatos e cria uma realidade alternativa que, de início, funciona, mas que vai cada vez mais afastando-a da realidade.

4. Trabalho com sonhos

O trabalho psicodramático dos sonhos foi sugerido por Moreno em 1959, no seu livro *Psicoterapia de grupo e psicodrama*[40]. Diz ele:

> "Em vez de relatar o sonho, o paciente o representa. Representando-o, deita-se na cama e atinge lentamente o sonho. Quando está em condições de reconstruir o sonho, levanta-se, representa o sonho, utilizando para isso diversos egos auxiliares que desempenham os papéis dos caracteres e objetos do sonho."

Segundo Moreno, ainda, a técnica psicanalítica clássica[41] de associação livre para se lidar com sonhos seria insuficiente, porque a própria postura em que o paciente se encontra influencia as associações feitas.

Pessoalmente, encaro não só a dramatização dos sonhos, mas qualquer dramatização como uma associação livre em ação, muito diferente, pois, daquela onde o paciente se encontra deitado ou sentado, numa única posição.

Wolf[42] sistematiza melhor as idéias de Moreno a respeito do trabalho com sonhos e chama essa forma de trabalho de *onirodrama*. Basicamente sua técnica consiste em:

a) retomada dos fatos ocorridos no dia anterior ao sonho, até a hora em que o paciente vai dormir;

b) montagem em cena aberta do quarto onde o paciente dorme;

c) divisão do espaço da sala terapêutica — em um canto, o quarto do paciente e ele próprio (representado por uma almofada) dormindo;

d) montagem em cena aberta dos conteúdos do sonho;

e) interação dos personagens — são utilizadas as já referidas técnicas clássicas;

f) volta do protagonista ao cenário inicial, ou seja, o quarto de dormir. Ou, se a opção foi a variante, pede-se que o paciente feche os olhos, respire fundo, visualize o fim do sonho e, finalmente, abra os olhos, simbolizando seu acordar.

O manejo da dramatização das diferentes partes do sonho na ausência de egos auxiliares é levado a efeito da mesma forma que todas as outras técnicas em psicodrama bipessoal, ou seja, almofadas ou cadeiras substituem pessoas e objetos; quando necessário, o terapeuta empresta sua voz a estes objetos, referindo-se a eles na terceira pessoa do singular. Exemplo: "Veja, seu pai está lhe dizendo isso. O que você sente, o que quer lhe responder?"

De especial importância me parece o aquecimento para este trabalho. O reconstruir do dia anterior ao sonho, ou pré-sonho, como denomina Wolf, que se faz através da técnica do solilóquio e oferece excelentes dicas sobre a dinâmica subjacente ao sonho. Aqui aponto a preocupação de alguns autores, e minha também, no sentido de abreviar as etapas iniciais da técnica de Wolf. Isto é especialmente importante em sessões individuais de 50 ou 60 minutos de duração. Uma forma de encurtar o tempo gasto no aquecimento, sem perder a qualidade e eficácia do mesmo, é, em vez de reconstruir o quarto do paciente e os momentos que antecedem o seu dormir, pedir a ele que caminhe pela sala, presentifique o dia anterior ao sonho, reconstruindo verbalmente os momentos mais importantes.

Exemplo: o sonho se passou na noite de terça para quarta-feira. Pedimos ao paciente que caminhe pela sala, descrevendo em voz alta tudo o que fez na terça-feira desde a hora em que acordou; e, mais ainda, que faça essa descrição como se hoje fosse terça-feira, usando portanto o verbo no presente.

Depois sugerimos que ele feche os olhos, mesmo estando em pé, e imagine que chega a hora de dormir. Visualize seu quarto, sua cama, a roupa que usa para dormir, como se sente já na cama, de olhos fechados procurando o sono, em que pensa.

Em seguida, pedimos que visualize a primeira cena do sonho e que abra os olhos e se sinta dentro dela. Verbalmente, marcamos ao paciente que dali para a frente o que se passa é sonho, ou seja, uma sucessão de fatos, cenas e emoções que obedecem a uma lógica diferente da lógica formal — portanto tudo pode acontecer. Em seguida, manejamos a sessão como um psicodrama de cena aberta.

Acredito que este enxugamento do aquecimento, bem como o emprego de *flashes* de psicodrama interno para entrada no sonho, em nada prejudica as associações obtidas posteriormente e nos economiza algum tempo que será aproveitado na dramatização e nos comentários.

O manejo da luz no consultório, referido por Wolf, também me parece importante para contribuir com certa interiorização, que ajuda a configurar o espaço onde o sonho será vivenciado. Diminuo a luz do consultório, um pouco antes de pedir ao paciente que feche os olhos e que proceda ao *flash* de psicodrama interno, e reacendo a luz quando peço que abra os olhos e monte a primeira cena do sonho.

Outros recursos importantes no uso dessa técnica, e também apontados por Wolf, são: procurar evitar o relato do sonho antes do aquecimento, reservar pelo menos vinte e cinco minutos para a execução da técnica completa e sempre retornar ao quarto do paciente, a ele dormindo e, finalmente, ao consultório. Isso porque o sonho se utiliza de uma linguagem simbólica, o que implica a necessidade de um retorno ao real de forma progressiva e sistemática.

Para finalizar quero me referir à extensão psicodramática do sonho, um manejo utilizado por Moreno[43], e que consiste em propor ao sonhador que termine o seu sonho da forma que melhor lhe convier. Creio que esta técnica é muito interessante e útil, e eu a utilizo sempre que haja disponibilidade de tempo.

> ... "Esse procedimento torna-se uma verdadeira 'prova do sonho', e pode conduzir a uma profunda catarse, uma 'catarse de sonho', a uma integração das partes doentes e sãs de seu psiquismo."

Exemplo

a) *Dados pessoais*: G, 59 anos, há 1 ano em terapia.

b) *Por que T propôs a técnica*: a paciente inicia esta sessão algo excitada, alegre (o que é absolutamente inabitual — normalmente se encontra deprimida). Fala que finalmente, após nossa última sessão, resolveu conversar com o filho mais velho sobre a situação financeira da firma (é uma firma familiar, o filho é que administra, mas o marido manda. Este marido é um depressivo grave e tem dificuldades de tomar decisões, sendo que a firma vai de "mal a pior").

Conta que o filho acha que ela e o pai devem vender seu apartamento e voltar à Itália, a fim de gozarem uma velhice mais confortável. Ela concorda com isso, mas teme que o marido, apesar de ter concordado também, volte atrás.

Diz ainda, antes de contar o sonho, que seus sintomas de tensão facial (no maxilar) desapareceram e, finalmente, ela visualiza um futuro.

c) *Descrição da vivência da paciente*: logo após ela ter dito que tinha sonhado, pergunto-lhe se gostaria de trabalhar esse sonho. Ela concorda prontamente, dizendo que foi um sonho muito estranho. Convido-a a ficar de pé, andar pela sala e relatar sua rotina do dia anterior ao sonho, como se esse dia estivesse ocorrendo hoje.

P: Bom, é um dia depois da conversa com meu filho. Eu não dormi bem e acordei hoje pensando como seria ir para a Itália. Me parece bom de todos os jeitos. Mesmo que eu more numa casa menor e não tenha empregados. Pelo menos posso viajar e fazer algo útil no dia-a-dia.
Meu marido veio para o almoço, conversamos e ele, para variar, não se anima muito. Tem dúvidas se deve deixar os filhos ou não. Bom, e o dia corre e vou dormir pensando nisso e sonho.
T: Feche os olhos e visualize a primeira cena do sonho.
P: Estou indo num sanatório pagar o enterro de uma empregada minha.
T: Muito bem, abre os olhos e vamos montar esta cena. Vai indo, você está a pé ou de carro?
P: Já estacionei o carro e vou a pé até a entrada.
T: Como você se sente?
P: Acho que devo algo a esta moça, devo ajudá-la de algum jeito.
T: Você quer fazer isso?
P: Quero.
T: Então continue indo.
P: Eu já estou dentro e falo para a enfermeira que quero pagar o enterro e dar algum dinheiro aos familiares da moça.
T: Onde está a morta?
P: Lá (*coloca uma almofada no chão*).
T: Troca de lugar com ela.
P: Tá.
T: Há quanto tempo você está no sanatório?
P (*no lugar da empregada*): Há muito tempo.

T: E como foi este tempo?

P (*no lugar da empregada*): Estive esperando a morte todo este tempo.

T: E por que veio parar aqui?

P (*no lugar da empregada*): Porque eu era muito apática, nada me excitava e os familiares me colocaram aqui.

T: Engraçado, você me lembra muito minha paciente, G, que esteve deprimida por muitos anos, esperando a morte. Aliás ela me repetiu isto várias vezes.

P (*enquanto empregada*) (*ri*): Agora eu já morri.

T: É, eu sei, a G veio aqui pagar o seu enterro. O que você pensa disso?

P (*enquanto empregada*): Muito bom, gentil da parte dela.

T: Muito bem G, deixa a empregada morta aí e me mostra como continua o sonho (*T dá a G uma almofada para sinalizar a empregada*).

P (*enquanto P*): Agora eu falo para a enfermeira que quero deixar algum dinheiro para os familiares.

T: Onde está a enfermeira?

P (*enquanto P*): Na mesa (*coloca uma almofada para denotar a mesa, e outra para denotar a enfermeira*).

T: Vamos lá — fala para ela o que você pretende.

P (*enquanto P*): Quero fazer um cheque para o pai e o irmão dela.

T (*para P*): Troca de lugar com a enfermeira.

P (*enquanto enfermeira*): Não faça isso, eles são loucos e delinqüentes, e o dinheiro só serviria para alimentar-lhes o vício.

T: Qual é a loucura deles?

P (*enquanto enfermeira*): Batem, gritam, roubam, não prestam.

T: Volta ao seu lugar P.

P (*enquanto G*): Não vou dar o dinheiro, então. Às vezes, boas intenções são ações ruins.

T: Isso mesmo — às vezes a gente faz algo nobre (*a paciente usa sempre esta palavra*), mas inútil.

T: (*pede à paciente para sair de seu papel; põe duas almofadas simulando a enfermeira e ela, e pede-lhe que olhe esta cena de longe.*)

P (*enquanto G*): Acho que sou eu, sempre querendo cuidar dos filhos, do marido, ter a família ideal, mas às vezes infeliz.

T (*para P*): E esta casa de loucura, manicômio, para onde te leva?

P: Para minha casa de infância, meu pai fascista e toda a loucura que eu assisti.

T (*para P*): Loucura que de algum jeito está morrendo neste sonho, na medida em que você deixa de empreender ações tão nobres inúteis.

P (*concorda*).

T: E o resto do sonho.

P: Agora eu digo para a enfermeira que quero sair dali, mas não sei a saída. Ela me indica um médico que vai me levar para fora.

T: Tudo bem, fala com o médico (*coloca uma almofada do lado da almofada da enfermeira*).

P (*enquanto P*): O sr. me ajuda a sair, não gosto de ficar em manicômios.

T (*para P*): Você se sente mal em estar aqui?

P: É, incomoda, tenho medo de não conseguir sair.

T: E o que te parece o médico te ajudar?

P: Bom, um médico sabe, ele é confiável quero dizer.

T: Troca de papel um pouco com ele.

T (*para P enquanto médico*): O sr. vai levá-la para a saída?

P (*enquanto médico*): Vou. É só ela me seguir por esta escada.

T (*para P enquanto médico*): O sr. precisa ou quer falar algo mais para ela?

P (*enquanto médico*): Não, só para ela me seguir.

T: Muito bem P, volta a ser você (*recolocando a almofada no lugar do médico*).

P (*enquanto P*): Vou seguindo o médico, que sobe uma escada imensa. Sinto alguém do meu lado — acho que é meu marido.

T: Vamos ver — troca de lugar com esta pessoa.

T (*para P enquanto marido*): Quem é você?

P (*enquanto M*): O marido de G.

T (*para P enquanto M*): O que você faz aí?

P (*enquanto M*): Vou atrás de G para sairmos daqui.

T (*para P enquanto M*): Como é seguir G?

P (*enquanto M*): Ela é muito confiável, sem ela eu estaria perdido.

T (*para P enquanto M*): O sr. confia nela e o que mais?

P (*enquanto M*): Gosto dela.

T: Bom, por favor G, volte a ser você mesma e descreva a seqüência.

P (*enquanto G*): Começo a subir a escada, o médico está lá na frente (*ajeita a almofada para me mostrar*). Aí me distraio tomando conta dele e erro o caminho, em vez de subir desço a escada. E ele vem, atrás de mim. Até que uma porta bate e percebo que estou enganada e que ele ficou preso atrás da porta.

T (*para P*): Deixe a G aqui, e um pouco antes da porta bater. Seja a porta.

T (*para G enquanto porta*): O que você faz aqui, porta?

G (*enquanto porta*): Eu vou avisar a G que ela está errada.

T (*para G enquanto porta*): E por que você prendeu o marido dela?

P (*enquanto porta*): Porque senão ela não presta atenção em nada, só nele. Ela se distrai e acaba fazendo besteira.

T: Muito bem G, deixe a porta aqui e experimente ser seu marido um pouco.

T (*para P enquanto M*): Você ficou preso, e agora?

P (*enquanto M*): A G vai dar um jeito, não se preocupe.

T (*para P enquanto M*): Você confia muito nela mesmo, não é?

P   (*enquanto M*): Sim, ela é muito correta.

T   (*para P enquanto marido*): Mas às vezes ela se distrai cuidando de você e não presta muita atenção às intuições dela, às coisas que têm que ser feitas — aí dá tudo errado.

P   (*enquanto marido*): Ela tem que aprender a não me levar o tempo todo a sério, sobretudo quando eu fico com medo e birrento.

T   (*para P enquanto M*): Também acho. Ok, G, volte a ser você mesma.

T   (*para P enquanto P*): E agora o que você vai fazer? Seu marido está preso e você pode perder o médico que te indica o caminho certo para sair do manicômio.

P   (*enquanto P*): Preciso pegar meu marido, dar um berro para corrermos de volta.

T: (*para P enquanto P*): Vai, faz isso rápido?

P   (*indo até a almofada-porta, atrás da qual está o marido*): Abro a porta, e digo a ele para vir.

T   (*para P enquanto P*): Assim devagar? Fala para ele com pressa! Cadê o berro?

P   (*enquanto P para T*): Não posso gritar.

T   (*para P*): Não é nobre, não é G? Mas pode ser útil. Tente!

P   (*grita com toda força que tem, ficando sem ar, pois lhe é muito difícil gritar, soltar a voz*): Vem, Giácomo! Rápido, vem... vem...!

T: Bom, muito bom. Respira fundo G, mais uma vez, ótimo! Agora só mais uma troca. Seja seu marido, na hora do grito.

T   (*para P enquanto M*): O que você pensa disso, Giácomo? Ela está gritando, quase sem ar... parece meio louca! (*T pergunta, com ar de desprezo*).

P   (*enquanto M*): Ela precisa fazer isso, senão os dois entramos bem.

T   (*para P enquanto M*): Você não a condena por ter sido tão agressiva, tão pouco nobre?

P   (*enquanto M*): Não... (*ri*).

T   (*para P enquanto M*): Bom... volta para o seu lugar, G, e respira fundo... E agora? Como vai terminar isso?

P   (*enquanto P*): O sonho não termina, mas acho que nós saímos de lá.

T   (*para P enquanto P*): Sim, acho que se você usar a sua inteligência, sua sensibilidade e sua agressividade bem dirigida, sem se preocupar tanto em ser polida, tem muitas chances de tornar sua vida e a de seu marido mais feliz.

5. Trabalho com imagens ou esculturas

Há muito pouca literatura a respeito da técnica de imagens ou esculturas. Dentro do psicodrama propriamente dito, encontrei apenas algum material escrito por Rojas-Bermudez e um artigo de Fonseca Filho[44]. Este último autor define a imagem simbólica como: ..."uma imagem montada pelo paciente no sentido de exteriorizar uma situação (sentimento) interno". Utiliza um jogo de acrílico — Atmax — que permite ao paciente a montagem de diferentes estruturas.

Rojas-Bermudez[45], buscando localizar o papel da imagem no processo de aprendizagem, conclui que ela é a resultante da integração de vários registros mnêmicos, pré-verbais e verbais, além de todas as experiências emocionais do indivíduo. Quanto à utilização da técnica[46] em si, é da opinião de que este recurso é especialmente útil quando se objetiva proporcionar uma visão estrutural dos fatos, mais intelectual do que emocional, o que a torna, de certa forma, oposta à dramatização.

Tenho visto diferentes terapeutas manejarem de formas bem distintas essa técnica. Se utilizada apenas como uma síntese ou um espelho à distância, é, de fato, mais propícia a *insights* intelectuais, como diz Rojas-Bermudez. Mas, na forma que eu mais gosto de vê-la utilizada, após a construção da imagem, o protagonista troca de lugar com suas diferentes partes, podendo assim vivenciar a "estrutura por dentro". Aí é possível o manejo de quase todas as técnicas clássicas do psicodrama, como duplo, espelho, jogo de papéis, solilóquio etc. Já presenciei muita emoção circulando neste tipo de trabalho, ao contrário do que diz Bermudez.

Não é, entretanto, dentro do psicodrama que a técnica de imagens ou esculturas tem sido mais popularizada, e sim dentro das terapias familiares.

Nesse sentido me foi de especial ajuda o artigo de Pablo Población[47], um psicodramatista espanhol com bastante experiência em terapia familiar e de casal. Ele afirma que as origens do trabalho com imagens se encontram no psicodrama. Mais especificamente, seria uma continuação da técnica sem palavras, ou das técnicas não-verbais. O que se busca nelas é a expressão, através da mímica ou de alguma construção simbólica, de conteúdos relacionais e afetivos. A eliminação do fator verbal favorece um certo distanciamento dos aspectos mais racionais da personalidade, liberando a espontaneidade.

Já a denominação de técnica da escultura e seu uso nas terapias familiares remete a autores como Kantor, Papp, Silverstein, Andolfi e outros que, entretanto, não a associam à obra de Moreno. Pablo Población[48] se refere, com certo inconformismo, a esse fato:

> ..."é interessante ressaltar não apenas que isto é assim, mas que a maioria das técnicas ativas em terapia familiar saíram das fontes da obra de Moreno, embora os autores apenas mencionem esta origem, não sendo encontrado o nome do criador do Psicodrama na bibliografia de nenhum deles".

Também é interessante perceber que a maior parte dos terapeutas da área de família utiliza a técnica da escultura apenas parcialmente, em sua forma mais estática, sem enriquecê-la com os recursos psicodramáticos, talvez até por desconhecê-los.

Población basicamente a utiliza para trabalhar relações interpessoais. Inclui esta forma de trabalho numa categoria específica dentre as técnicas psicodramáticas que chama de "técnicas que põem em jogo a dinâmica do sistema", provocando uma mudança gradual ou uma série de crises em sua estrutura. Define a escultura como: "Expressão plástica simbólica da estrutura vincular de um sistema, mediante a instrumentalização dos corpos dos elementos deste sistema".

Pessoalmente, penso no trabalho com imagens ou esculturas de forma mais ampla. Creio que ele constitui, em primeiro lugar, mais um recurso para se tentar dar concretude a conteúdos simbólicos referidos pelo paciente, e que assim podem ganhar vida. Por exemplo, se o paciente se queixa de uma sensação desagradável e indefinida, podemos pedir-lhe para criar uma imagem dessa sensação.

Em segundo lugar, é realmente um recurso magnífico, para se trabalhar vínculos, sejam eles familiares, grupais ou intrapsíquicos. Além disso, é um recurso valioso para se buscar uma síntese dos conteúdos abordados em determinadas sessões. Por exemplo, numa dramatização de cenas abertas e encadeadas, onde a variedade de cenas e tempos é capaz de desorientar o diretor, ele em muito se beneficiará se pedir ao paciente que resuma os conteúdos vistos numa só imagem.

Ficha técnica

A. As consignas podem se referir à execução de:

1. *Escultura real* (tenta mostrar uma situação vincular ou emocional real, tal qual é sentida pelo protagonista);

2. *Escultura desejada* (se refere à situação vincular ou emocional fantasiada pelo sujeito);

3. *Escultura temida* (aqui se retratam as angústias e temores que algumas situações produzem. A consigna pode ser: faça a escultura que expresse o que você mais teme que aconteça).

B. Pode-se pedir que o protagonista modele a imagem segundo *a sua opinião e seus sentimentos*, ou segundo *o que ele pensa ser a opinião e os sentimentos de outras pessoas*. Ele pode, por exemplo, mostrar o que ele faz às pessoas, ou o que sente que as pessoas fazem com ele.

É muito importante que os parâmetros A e B sejam claramente colocados e que o protagonista os tenha entendido adequadamente, antes das consignas se iniciarem.

Consignas: a) Independente do tema da escultura (se ela se refere a uma emoção ou a um vínculo) e independente de sua qualidade (real, desejada ou temida), um trabalho com essa técnica começa com a explicação para o paciente do que vem a ser uma escultura, ou seja, que é uma forma de ele, protagonista, simbolizar o que sente. Podemos inclusive, exemplificar, construindo uma escultura qualquer.

É importante introduzir a idéia de que o paciente vá construindo sua imagem aos poucos, explorando as diferentes possibilidades, desfazendo e refazendo tal qual um escultor, e que não tenha pressa. Ele pode utilizar os objetos da sala ou seu próprio corpo para trabalhar. Algumas raras vezes, quando o paciente parece não conseguir entender as instruções, ofereço meu corpo para que ele modele sua imagem.

b) Uma vez construída a escultura, podemos sugerir que o paciente tome o lugar dela, procurando sentir-se como ela e não mais como o seu escultor (troca de papel). Nesse papel, e utilizando a técnica do solilóquio ou da entrevista, procuramos explorar os sentimentos apresentados. Várias perguntas são importantes: como é ser esta estátua, como ela se sente, o que pretende conseguir com esta postura ou conduta, o que de fato obtém com ela, desde quando está daquele jeito etc.

c) Podemos sugerir a seguir que o paciente saia do papel de estátua e olhe de longe aquela produção, não mais como escultor, mas no seu próprio papel adulto, e que nos diga o que sente a respeito (espelho) e que modificações gostaria de fazer. Deixamos, nesse caso, uma almofada ou cadeira no lugar da estátua, ou mesmo podemos assumir-lhe o lugar, colocando-nos na postura que o paciente modelou.

d) Se a escultura é composta de partes ou se refere à interação de várias pessoas, o paciente é convidado a experimentar o papel de todas as suas partes.

e) É interessante sugerir que o paciente se locomova entre várias esculturas, ou seja, quando realiza a escultura real e após ela a escultura desejada, que possa ir se dando conta de quais modificações precisa ir fazendo na real para que se aproxime da desejada. Isto nos permite observar e apontar para o paciente, o jogo de forças entre seu ideal do ego e seu ego ideal *.

---

* Ego ideal — Segundo Laplanche e Pontalis[49] é uma formação intrapsíquica que certos autores, diferenciando-a do ideal do ego, definem como um ideal narcísico de omnipotência, forjado a partir do modelo do narcisismo infantil.

Resumida e simplesmente poderíamos dizer que se trata de uma projeção dos ideais infantis a respeito do que o "ego deve ser". Em geral consiste de metas extremamente irreais, perfeccionistas e megalomaníacas.

Ideal do ego — Também de acordo com Laplanche e Pontalis[50], é a expressão utilizada por Freud no quadro da sua segunda teoria do aparelho psíquico: instância da personalidade resultante da convergência do narcisismo (ideal do ego) e das identificações com os pais, com os seus substitutos e com os ideais coletivos. Enquanto instância diferenciada, o ideal do ego constitui um modelo a que o indíviduo procura conformar-se. É um modelo mais adulto de funcionamento mental, se comparado ao ego ideal.

Aqui já estamos no domínio de metas mais adultas e realistas, calcadas naquilo que o ego quer e pode ser e não naquilo que ele deve ser.

Também é útil sugerir ao paciente que perceba qual o preço que paga pelas modificações e se ele acha que vale a pena realizá-las.

f) Pode-se pedir um deslocamento da imagem no tempo sugerindo que o cliente nos mostre como a escultura era quando surgiu, o que ela pretendia — como foi se estruturando e o que conseguiu na realidade —, para onde caminha e qual será seu futuro.

Exemplo

a) *Dados pessoais*: M.A. é uma paciente de 31 anos que está em terapia bipessoal há 2 anos. Sua queixa principal é feita via o tema casamento. Diz que o seu ritmo não combina com o ritmo do marido, vive "ralhando" (*sic*) com ele, porque é muito lerdo, porque não tem ambição, porque não pede aumento etc. Tem uma estória de vida complicada, onde chama a atenção o fato de ter tido sérias dificuldades escolares na infância. Não conseguia compreender matemática de modo algum. Foi até considerada uma semi-retardada e sua mãe costumava "ralhar" (*sic*) com ela.

b) *Por que T propôs esta técnica*: tenho trabalhado esse tema "casamento" de várias formas com M.A. Essa foi mais uma tentativa de auxiliá-la a discriminar seu marido dela mesma e ela de sua mãe na infância.

c) *Descrição da vivência da paciente*:

T: Vamos ficar de pé um pouco, M.A. Você de novo está falando do teu casamento, está irritada. (*Enquanto isso T se estira, espreguiça, alonga e M.A a imita.*) Esqueça isto tudo em um minuto, e se dê conta de como está seu corpo.

P: Nem sei se eu tenho corpo mais.

T: Pois é, tem, só que não dá espaço para ele. Vai sentindo seu corpo, respira fundo, solta o ar pela boca. Massageia seu pé um pouco com esta bolinha de tênis (*T joga uma bolinha de tênis no chão*).

P: (*parece gostar da sensação do pé na bolinha. Troca de pé.*)

T: Pelo menos seu pé você sente agora?

P: É.

T: Fica um pouco nesta posição que eu vou lhe explicar (*T propõe a postura de* grounding).[*51]

P: Dói (*depois de algum tempo*).

T: Na dor pelo menos você sente que teu corpo todo existe, não é?... Bom, volta devagar a ficar ereta, dobra teu corpo todo para a frente, solta a

---

* Pés alinhados, paralelos, com uma pequena distância entre si; joelhos semifletidos, destravados; quadris encaixados e soltos sobre os joelhos; ombros relaxados, cabeça centrada no meio dos ombros. Este exercício se propõe a fazer o cliente experimentar a sensação de que ele se sustenta, seus pés são suficientemente fortes para esta tarefa. Também se propõe a prover a experiência de sentir-se firmemente plantado no solo, na terra. *Grounding* é um termo oposto a estar pendurado, flutuando, sem contato com a realidade.

cabeça, ombros, destrava joelhos e respira fundo. Depois volta à sua posição normal.

P: (*entra profundamente neste aquecimento. Quando levanta tem o rosto corado, parece menos raivosa.*)

T: Eu queria agora M.A. que você montasse uma escultura que me mostrasse como é o casamento que você queria ter.

P (*pensa uns 5 minutos, pede esclarecimentos sobre a consigna e, final-mente, pega duas almofadas, uma encostada na outra e diz*): Um homem e uma mulher bem juntos. São de pedra e o braço direito dela está grudado no braço esquerdo dele.

T: Colados como?

P: É uma estátua de pedra, os dois braços estão cimentados juntos.

T: E o resto deles, olhos, face, tronco, roupas?

P: Roupas normais, assim como eu hoje. Só que os dois olham para a frente.

T: E o que eles vêem lá na frente?

P: O futuro, longe, longe.

T: Troca de lugar com o futuro M.A. (*T põe uma almofada no lugar do casal*).

P (*como futuro*): O que eu faço aqui?

T: Me diz como é o futuro deste casal que vem por aí, viu, aponta para a estátua. Eles estão muito longe ainda, mas já dá para perceber que estão grudados pelo braço.

P: É muito bom. Vão ficar juntos para sempre.

T: Ok. M.A., entra agora no lugar da mulher nesta estátua.

P: Tá.

T: Como é fazer parte desta estátua? Sente bem, teus olhos... olham para frente num futuro longínquo... você está grudada pelo braço com teu marido. Mexe teu braço, veja como o dele vai junto também. Experi-mente!

P: (*mexe o braço, como se estivesse pesado*).

T: E aí, como você se sente?

P: Bem, estou junto com ele e seguimos para o futuro.

T: Era isso o que você queria quando casou?

P: É (*um pouco enfática demais, mexe a cabeça afirmativamente*). É sim!

T: Ok. Agora deixa aqui a M.A. (*coloca uma almofada no lugar dela*) e ocupa o lugar do marido. Me diz como é para você R. (*o nome do marido real*) fazer parte desta escultura?

P (*como marido*) (*demora para responder*): É bom também.

T: Por que também?

P (*como marido*): Porque eu faria a mesma estátua, mas de braços desgrudados.

T: Te incomodam os braços grudados?

P (*como marido*): Isto é mania de M.A. Sempre quer ficar agarrada na gente.

T: Quem é a gente?

P (*como marido*): Eu e as crianças, né?

T: Ah, com as crianças também?

P (*como marido*): Principalmente com as crianças é que ela quer se grudar ainda mais.

T: Como você se sente tendo que ficar grudado nela?

P (*como marido*): Mal, um pouco. Na minha casa, meus pais não eram assim. Na casa dela (*aponta para M.A*) todos vivem assim. É legal de um lado, de outro é sufocante.

T: Mas parece que este é o único jeito de M.A. se sentir amada?

P (*como marido*): Ela é complicada mesmo.

T (*para M.A como marido*): Ok. M.A., deixa as duas almofadas aí e vem aqui comigo, olhar de longe.

P (*em espelho*): Você quer saber o que eu acho?

T: É, o que você acha, o que te lembra?

P (*chora quieta*): Era assim que eu queria ser amada, mesmo que pareça bobo.

T: Não acho bobo. Acho que a gente tem que pensar se este é um bom modelo para esta relação de casamento. Será que estar um pouco mais distante, sem controlar tudo, sem ter todos grudados significa perder o afeto deles?

P: Na minha casa, se alguém estava meio frio, era porque a gente tinha feito algo errado.

T: Isso era na sua casa. Mas aí é outra casa, outra família, outras pessoas. Talvez elas tenham um código afetivo diferente?

P: E têm! O R. sempre fala isto.

T: Bom, M.A., vamos desmanchar tudo, sentar e conversar um pouco.

Nos comentários T e M.A. conversam sobre esse modelo simbiótico de casamento. Fica claro como ele reproduz a relação de M.A. com a mãe, e como ela mesma tem sérias queixas sobre essa relação.

VI Jogo dramático

1 Um pouco de história

Apesar de Moreno[52] reivindicar para si algum pioneirismo na utilização de técnicas lúdicas na infância, o que sabemos ao certo é que o psicodrama foi, sem dúvida, uma das primeiras abordagens dentro das psicoterapias a resgatar e avalizar a utilização do jogo para tratamento de pacientes adultos.

A psicanálise já havia feito o mesmo em relação às psicoterapias infantis. Freud[53], no histórico clínico "pequeno Hans", menciona a interpretação de jogos da criança, mas foi ao observar e analisar o jogo de carretel de um bebê de 18 meses que esse autor descobre os mecanismos psicológicos da atividade lúdica[54]. Melanie Klein desenvolve e aprofunda essa idéia em toda a sua obra.

Exatamente porque nas crianças o jogo é espontâneo e o desenvolvimento precário da verbalização não favorece a colheita de informações por essa via, a utilização de atividades lúdicas na infância sempre pareceu pertinente e adequada.

Já em relação aos adultos, o jogo nunca teve o *status* de coisa séria, sendo seu âmbito restrito à função recreativa. Só recentemente tem-se estendido sua utilização à pedagogia e à psicologia.

Quanto às psicoterapias de adulto, a questão decisiva para o emprego do jogo como recurso técnico foi a importância que o fator espontaneidade teve na obra moreniana.

Moreno[55] considerou a espontaneidade e a criatividade fenômenos primários e positivos do desenvolvimento individual, não fenômenos secundários decorrentes da libido ou de qualquer outro impulso animal.

Incrementar essa espontaneidade, libertá-la das amarras culturais que tentam moldá-la, ir em busca de um homem livre e criativo, foi sempre o objetivo primordial de Moreno.

É com ele, portanto, que o jogo adentra o palco das psicoterapias de adulto, destronando a linguagem verbal e a lógica aristotélica como únicas formas até então validadas de acesso e expressão do inconsciente.

2. O que é jogar?

De forma corriqueira e popular, jogar significa brincar de acordo com algumas regras. Todo jogo pressupõe um começo, um meio e um fim. Implica algum tipo de competição com alguém (mesmo que este alguém seja o próprio sujeito, como no caso do jogo de paciência).

Outra característica comum aos jogos é seu natural desprendimento das regras habituais que nos ligam à realidade. Tempo, espaço, lógica formal são características passíveis de serem modificadas se assim determinam as regras do jogo. O "faz-de-conta" pode ser avalizado por essas regras, e torna-se realidade vivenciada, permitindo assim um livre submergir na fantasia.

O importante é que as regras do jogo sejam obedecidas, sejam elas quais forem, e a meta recreativa ao qual essa brincadeira se propôs seja alcançada.

Já para a psicanálise, o jogo não possui apenas essa conotação recreativa. Ele consiste na repetição de situações traumáticas com a finalidade de elaborá-las. Ao realizar ativamente o que sofreu passivamente a criança consegue adaptar-se à realidade. Por isso, a inibição para jogar é um índice de neurose.

3. O que é o jogo dramático?

Concordo com Gisela Pires Castanho[56], quando afirma que o jogo dramático é aquele que tem dramaticidade. Para o teatro a cena dramática é aquela que expressa algum conflito; sem conflito não há dramaticidade e a cena é vazia. Penso que o objetivo do jogo dramático é permitir uma aproximação terapêutica do conflito; através do jogo.

Essa aproximação, quando feita dessa forma, é muitas vezes extremamente sutil, fazendo com que o clima de tensão habitual aos dramas seja substituído por uma sensação de relaxamento e humor, que por sua vez arrefece as defesas intrapsíquicas.

É, portanto, finalidade do jogo dramático propiciar um relaxamento do campo terapêutico, para que seja possível uma aproximação sutil do material conflitivo. Ele propõe o abandono da lógica formal e um adentrar na lógica da fantasia, resgatando, freqüentemente, conteúdos inconscientes que, de outra forma, dificilmente seriam percebidos.

Como todo jogo, o jogo dramático tem suas regras, que, neste caso, aparecem como dramatizações com estruturas mais ou menos definidas *a priori* pelo terapeuta, nas quais o paciente atuará, recheando-as com seus conteúdos.

4. Classificação dos jogos dramáticos

Se objetivamos classificar a forma de jogar, podemos observar que existem jogos dramáticos onde a ação é externa (tal qual uma dramatização em cena aberta) ou interna (tal qual um psicodrama interno).

Já do ponto de vista do conteúdo, os jogos dramáticos se diferenciam pelo grau de aproximação e elaboração que permitem ao conflito em questão. Nesse sentido podemos classificá-los em dois grandes grupos: os jogos explorativos e os elaborativos.

Os jogos explorativos favorecem uma espécie de desenho das diferentes partes do drama pessoal do paciente, podendo também ser utilizados como um aquecimento inespecífico, um liberador da espontaneidade para uma dramatização posterior. Alguns jogos dessa natureza são, a rigor, um *role-playing* ou um aquecimento, onde se propõe que o paciente vivencie partes suas conflituadas e/ou cindidas. Nesse sentido, se assemelham muito àquilo que os gestalt-terapeutas chamam de *experimento*.

Segundo Joseph Zinker[57], o experimento consiste na pedra angular da aprendizagem pela experiência. O que se propõe ao paciente é transformar o falar de algo, em experimentar ser este algo. O objetivo dessa técnica é fazer com que o paciente aprenda alguma coisa nova de si mesmo, ou seja, que ele seja seu próprio terapeuta. O consultório se transforma num laboratório vivente, onde a pessoa explora a si mesma num plano realista, sem medo de crítica ou rejeição.

Já os jogos elaborativos fornecem condições de um mergulho vivencial no núcleo do drama intrapsíquico, facilitando sua elaboração.

5. Jogos explorativos

A seguir, descreveremos alguns jogos desta categoria.

Átomo Social

Para Moreno[58] o "átomo social é o núcleo de todos os indivíduos com quem uma pessoa está relacionada emocionalmente ou que, ao mesmo tempo, estão relacionados com ela. É o núcleo mínimo de um padrão interpessoal emocionalmente acentuado no universo social. O átomo social alcança tão longe quanto a própria tele chega a outras pessoas. Portanto, também se lhe chama o alcance tele de um indivíduo. Tem uma importante função operacional na formação de uma sociedade".

Como técnica, a investigação dramática do átomo social visa explorar o contexto sociométrico ao qual o paciente está se referindo. Pode ser sua família, seu trabalho e as pessoas que dele participam, ou ainda o ambiente da escola que freqüente etc.

É um recurso útil para inícios de terapia, podendo ser um valioso auxiliar da anamnese tradicional, e ainda como uma espécie de treino para as futuras dramatizações (avaliação da capacidade psicodramática do paciente).

Ficha técnica

a) Após um breve aquecimento inespecífico, de preferência em movimento, do tipo andar, estirar-se etc., coloca-se uma almofada, cadeira ou banquinho no centro da sala representando o próprio paciente.

b) Pede-se a ele que coloque os demais membros de sua família (ou trabalho, ou escola) localizando-os espacialmente, de acordo com a distância afetiva que sente em relação a eles.

Algumas pessoas preferem omitir a consigna sobre a distância, preferindo que o paciente atue espontaneamente.

c) Pede-se ao paciente que entre no seu papel e se dê conta de como se sente no centro daqueles relacionamentos. É possível sugerir também que o paciente crie um personagem a partir dessa sensação e que interaja com ele.

d) Em seguida, sugere-se que o paciente troque de papel e assuma ser cada uma das pessoas em questão. O importante é fazer um breve aquecimento para auxiliar o paciente a incorporar os diferentes papéis.

Nesse sentido, o terapeuta pode, utilizando-se da técnica de entrevista, fazer perguntas que venham a auxiliar o paciente, por exemplo: "Como é seu nome, que idade você tem, como você é fisicamente?"

e) Pedir a cada um dos personagens: para se descrever enquanto pessoa; falar livremente sobre o paciente, suas queixas; verbalizar aquilo que normalmente não fala, mas pensa sobre o paciente; dizer o que pensa a respeito de o paciente fazer terapia.

f) Pedir ao paciente para voltar ao seu papel e interagir com cada um dos personagens, respondendo e dizendo o que gostaria de dizer-lhes, se pudesse.

g) Se o protagonista tiver muitos personagens, pede-se que ele escolha entre os principais.

Muitas outras perguntas podem ser dirigidas aos personagens, de acordo com os aspectos que o terapeuta deseje investigar.

É importante observar não só o material verbal obtido através desse recurso, mas também toda a atitude corporal do paciente, as distâncias definidas por ele e as sutilezas das personalidades dos diferentes personagens que ele vai revelando.

Exemplo

A seguir transcrevo um fragmento de sessão onde esta técnica foi utilizada:

a) *Dados pessoais*: G, 34 anos, sexo feminino, segunda entrevista.

b) *Por que T propõe o jogo*: a primeira entrevista desta paciente foi muito formal. Ela parecia estar se esforçando para aparentar ser muito segura de si e auto-suficiente. Por outro lado, era evidente que havia muita tristeza e fragilidade nela. Propus o jogo para explorar a estória pessoal de outra forma, não verbal, e ver se podia compreender essa dissonância.

c) *Descrição da vivência da paciente*: G chegou a esta segunda entrevista com uma aparência bem disposta, muito diferente de seu aspecto na primeira. Disse, inclusive, que se sentia melhor.

T: Eu gostaria de propor que continuássemos vendo a sua história de vida, só que de outro jeito.

P: De que outro jeito?

T: Na outra entrevista nós só conversamos, quero acrescentar um pouco de ação, está bem?

P: *(concorda)*.

T: Vamos ficar de pé *(T se levanta)*, estique-se um pouco, sinta onde seu corpo está tenso. A gente carrega o corpo junto, desde manhã, quando acorda. É como se nós vestíssemos uma roupa e nem nos lembrássemos mais dela. Vamos nos lembrar desta roupa-corpo agora.

P *(fica de pé, espreguiça-se um pouco, imita, inicialmente, os movimentos de T, aos poucos cria seu próprio movimento de alongamento das partes do corpo tensas)*.

T *(coloca uma almofada no meio da sala)*: Esta almofada representa você. Eu quero que você, utilizando aquelas outras almofadas, me mostre todas as pessoas importantes da sua vida, colocando-as na distância afetiva com que as sente.

P: A distância que eu sinto que elas estão?

T: É.

P: Meu irmão *(almofada a cerca de dois passos da primeira)*; meu pai *(cerca de seis passos de distância)*; minha cunhada que está perto *(coloca a almofada da cunhada encostada na sua)*; e meu namorado *(também encostada)*.

T: Ótimo. Escolha uma destas pessoas para começar, e troque de lugar com ela.

P: Meu irmão *(prontamente)*. Você quer que eu seja ele?

T: É. Eu vou te ajudar. Fecha os olhos, respire fundo, procure a imagem (ver comentários p. 79) do seu irmão na sua cabeça. Visualize ele. Vá, devagarinho, imitando a postura corporal que ele apresenta na sua imagem mental. Quando achar que conseguiu a mesma postura, abra os olhos e vamos conversar.

P *(no papel de irmão)* *(coloca-se numa postura algo empertigada)*: Ok.

T: Você é o irmão de G?

P *(no papel de irmão)*: Sou.

T: Que idade você tem?

P *(no papel de irmão)*: Sou 10 anos mais velho que ela. Tenho 44 anos.

T: Como você é fisicamente?

P *(no papel de irmão)*: Sou forte, desta altura *(mostra com a mão)*, estou um pouco barrigudinho, mas não muito. Conservo-me bem.

T: É, você está bem fisicamente, e de resto? Como você é, o que você faz, você é feliz?

P *(no papel de irmão)*: Sou um empresário bem-sucedido e sou uma pessoa muito idealista. Minha empresa é uma empresa participativa. Faço parte de algumas atividades comunitárias de auxílio a pessoas carentes, eu sou realmente comprometido com o que faço.

T: É bom conversar com alguém que acredita nas coisas que faz. Me diz uma coisa, para você é bom conversar com uma psicóloga?

P *(no papel de irmão)*: Eu já fiz terapia de casal uma vez; foi bom, mas eu acredito mais é na força das pessoas para mudarem a própria vida.

T: E a psicologia?

P *(no papel de irmão)*: Pode facilmente ser usada como muleta, depende, é claro, de cada pessoa, mas nem sempre é bem usada.

T: Bom, o que você pensa da sua irmã fazer terapia, e quais você acha que são os problemas dela?

P *(no papel de irmão)*: Eu acho que minha irmã é imatura, muito insegura, irrealista. Ela precisa definir uma meta em sua vida e parar de fazer besteiras e se meter com pessoas que não vão lhe trazer nada de bom.

T: Ela costuma fazer besteiras?

P *(no papel de irmão)*: Não é bem isso. Ela é responsável, mas não acerta nas relações afetivas.

T: O que você sente por ela?

P *(no papel de irmão)*: Eu gosto muito dela. Sempre a ajudei e vou sempre ajudá-la.

T: Muito obrigada por conversar comigo, foi bom conhecê-lo.

T *(para G no papel de G)*: Volte para o seu lugar. Seu irmão é assim mesmo?

P: Igualzinho.

T: Só para terminar, me diz uma coisa. Qual frase você gostaria muito que seu irmão te dissesse um dia?

P (*chorando*): Eu te compreendo, irmã. Só.
T: Sem tantos deves, não?
P: (*acena afirmativamente, ainda chorando.*)
T: E o que você gostaria de dizer a ele?
P: Que eu gosto muito dele. Eu me orgulho dele (*chora*).

Comentários: Talvez tivesse sido melhor buscar um iniciador físico (ver nota de rodapé p. 58). Por exemplo: ponha seu corpo na postura que o seu irmão tem na vida; a partir dela, vá construindo seu irmão, sendo ele.

História psicodramática ou historiodrama

Esta é uma técnica descrita por Rojas-Bermudez[59] e que se destina a colher a história de vida do paciente de forma psicodramática. Pode ser utilizada antes ou após a entrevista verbal, ou mesmo como um substituto dela.

Ficha técnica
a) Um aquecimento inespecífico em movimento se faz necessário antes de se iniciarem as consignas, além de um reconhecimento do espaço por parte do paciente.
b) A primeira consigna explica ao paciente o que se espera dele, ou seja, que nos conte a sua biografia, sem palavras, utilizando seu corpo.
c) Pede-se que ele escolha algum local da sala que possa representar o momento de seu nascimento.
d) O terapeuta designa então um outro lugar na sala, no extremo oposto àquele escolhido pelo paciente, para representar o momento de sua morte.
e) Primeiro, sugere-se que o cliente caminhe em silêncio e lentamente nessa trilha, visualizando internamente como foi sua vida, desde o momento em que nasceu até os dias de hoje.

O terapeuta precisa ficar bem atento a todos os movimentos e expressões do paciente. Bermudez recomenda que o espaço onde é feita esta caminhada tenha ângulos, a fim de que se observe as "viradas". Ele faz correlações dessas viradas com fatos importantes da estória do paciente, que fizeram sua vida mudar de rumo.

De especial interesse, também, são os pontos onde o paciente dá pequenas paradas, sobretudo a parada final que representa os dias atuais. Pode-se avaliar, tomando em conta as distâncias, a expectativa de vida do sujeito. Um gráfico deve ser utilizado para facilitar o processamento posterior.
f) Em seguida, pede-se que ele repita o trajeto, ainda em silêncio, mas utilizando, desta feita, todo o seu corpo. Devemos ser capazes de visualizar

a sua história. O terapeuta precisa continuar atento e registrando os novos dados que aparecem.

g) Para encerrar, podemos investigar, através de cortes transversais e com a técnica psicodramática, as cenas trazidas pelo paciente.

Imagem da família ou átomo sociofamiliar

Esse jogo visa explorar os sentimentos que o paciente nutre por sua família.

Ficha técnica

Pede-se ao paciente que construa uma imagem da sua família, com as almofadas e com os objetos disponíveis na sala. Essa imagem, depois de construída, pode ser explorada de muitas formas:

— pode-se pedir que o paciente seja essa imagem e nos diga como se sente, desde quando é assim, como chegou a essa situação;

— podemos sugerir que o paciente assuma o lugar dos diferentes membros dessa imagem e nos relate como se sente;

— o paciente, no seu próprio papel, deve nos relatar como se sente em relação aos demais etc.

História do nome

Esse jogo é bastante interessante em inícios de terapia, pois visa a apresentação do paciente. Também pode ser utilizado durante o processo, quando o sujeito estiver questionando e elaborando sua identidade.

Ficha técnica

Pede-se ao paciente que escolha um objeto de uso pessoal para designar cada um de seus nomes.

— em seguida, sugerimos que nos relate qual é o nome e por que escolheu este objeto.

Muitas outras consignas poderiam auxiliar a exploração deste jogo, por exemplo:

— o que você faria se pudesse mudar seu nome, qual palavra tiraria e qual colocaria?

— experimente ser o objeto que você escolheu. Como é sua vida?

— converse com sua mãe ou pai, um minuto antes de eles decidirem qual vai ser o seu nome. Diga-lhes o que você quer etc. Ou, então, podemos auxiliar o paciente a montar a cena de seu batizado e ocupar o lugar de todas as pessoas presentes e de seus mandatos secretos para consigo.

O outro me apresenta

Ainda com o objetivo de auto-apresentação, podemos pedir ao paciente que caminhe pela sala e vá aos poucos tomando o lugar de seu pai (ou mãe, qualquer pessoa que o conheça bem ou, ainda, de algum objeto significativo de sua vida, algum brinquedo). É importante não descuidar do aquecimento específico para a composição do personagem (ver p. 36).

Nesse papel, então, pedimos que ele nos apresente nosso paciente. O terapeuta se utiliza da técnica da entrevista para fazer as perguntas que quiser.

Projeção do futuro

Essa técnica visa explorar a expectativa do futuro imediato ou longínquo do paciente, em qualquer contexto de sua vida.

É muito interessante porque permite visualizar expectativas, presságios, repetições do passado e mesmo entender algumas condutas no presente. Por exemplo, em depressões mais profundas é possível averiguar as fantasias suicidas e suas conseqüências.

Ficha técnica

Pedimos ao paciente que nos monte uma cena do tema que está trabalhando, por exemplo; vida profissional ou casamento, como ele imagina que será no futuro se as coisas continuarem como estão.

— depois, sugerimos que ele faça o mesmo, mas considerando o ideal, a forma como ele gostaria que os fatos se passassem.

— pedimos a seguir que o paciente compare as duas cenas e reflita sobre o que necessita fazer para obter as mudanças que deseja.

Tirar roupas ou esquema de papéis

Esse jogo é muito simples e visa explorar os papéis que o paciente desempenha em sua vida.

Pedimos, inicialmente, que ele nos defina quais os papéis que ocupa em seu cotidiano. Exemplo: mãe, irmã, aluna, profissional etc. Esses papéis podem ficar marcados com almofadas no solo da sala.

Em seguida, lhe sugerimos que entre naquele que julga ser seu papel principal e atue como se estivesse no teatro. Exemplo: se o papel principal é o de mãe, pedimos a ele que vista a roupa da mãe, assuma a postura corporal da mãe que é e nos diga, atuando, que tipo de mãe é. O terapeuta pode auxiliar, entrevistando o personagem.

Após explorar bem esse papel, pedimos ao paciente que tire essa roupa com cuidado e vá, aos pouquinhos, vestindo outra e constituindo o personagem que a incorpora. E assim sucessivamente, se repetem as mesmas instruções, até o paciente completar a experiência dos diferentes papéis que joga na vida.

Fotografia

Essa técnica facilita a exploração de cenas passadas. Pode-se trabalhar com fotos que o paciente nos traga espontaneamente, ou podemos pedir que selecione fotos para trazer. É um recurso útil, sobretudo com aqueles pacientes que apresentam uma intensa amnésia dos primeiros anos de vida.

Ficha técnica

Sugere-se que o paciente selecione, dentre as fotos que possui em casa, algumas que retratem momentos importantes de sua vida, ou se quisermos investigar alguma época específica, a consigna se fixará nela. Por exemplo, a infância.

Quando trouxer as fotos, sugerimos que selecione uma para trabalhar na sessão, segundo o critério que quiser.

Com a foto em mãos, pedimos que o paciente feche os olhos e se imagine alguns minutos antes de esta foto ser batida (aqui estamos utilizando um *flash* de psicodrama interno), e faça um solilóquio.

Passamos então à montagem da cena fotografada. O paciente vai colocando todos os personagens presentes na foto (para isso se utiliza de almofadas e objetos da sala) e trocando de lugar com eles. É uma troca de papéis rápida, para definir as motivações em jogo. É importante um aquecimento específico para cada papel.

Em seguida, pedimos que ele ocupe o seu lugar nessa foto e faça um solilóquio. O terapeuta pode entrevistar o paciente, ou sugerir outras trocas de papel, de acordo com o material que for aparecendo.

É interessante sugerir que o paciente troque de papel com o fotógrafo, porque este é um personagem distante da dinâmica e pode ser utilizado como um observador crítico (a rigor, o espelho do paciente).

Para finalizar, podemos sugerir que o paciente monte outra foto, que sintetizasse e expressasse melhor o que ele sentia naquele momento.

Esse jogo também pode ser realizado com uma foto mental, não necessariamente real. Muitas vezes os pacientes se lembram de determinadas fotos, por conta de alguma expressão ou de alguém que lá aparece, permitindo a exploração dos fatos através dessa lembrança.

Exemplo

a) *Dados pessoais*: M, 23 anos, sexo masculino, há 7 meses em terapia.

b) *Por que T propôs o jogo*: M trouxe espontaneamente a foto. Queria mostrar-me a turma do alpinismo, de quem já não falava há muito tempo. De forma geral, M não tinha amigos e estes ele considerava seus "pseudo-amigos".

c) *Descrição da vivência do paciente*: a foto consistia de duas fileiras de jovens, uma atrás da outra. M ocupava um lugar na fila de trás. Tinha um sorriso estereotipado, parecia rir forçado. Estava de braços cruzados.

Ligeiramente à frente das duas fileiras havia um rapaz mais baixo, que sorria aberto e parecia estar fazendo alguma palhaçada para o fotógrafo. Era uma turma de jovens entre 14 a 18 anos, vestidos com abrigos, botas e camisetas numa paisagem bucólica.

Pedi a M para montar a foto com as almofadas do consultório e ocupar a posição que tinha nela. Utilizei a foto para corrigir a postura em que M se colocou (ele não havia percebido nem o sorriso, nem os braços cruzados).

Pedi-lhe então que sentisse este sorriso, que o maximizasse e me contasse o que sentia ao fazer isto.

P: É um sorriso forçado, para que pensassem que eu estava sorrindo.

T: E se você não quisesse dar a entender nada, como acha que faria com a sua boca, o seu rosto?

P: Não faria nada, ficaria quieto.

T: E os braços, veja como eles estão cerrados, maximize, faça força para cerrá-los mais ainda. Veja o que isto te produz.

P: Estou segurando os braços porque senão... eles dariam um murro no Luís (*o rapaz na frente do grupo que fazia a palhaçada*).

T: Vamos até o Luís e você pode lhe dar os murros que quiser.

P: Não sei se eu daria murros mesmo, eu talvez apenas lhe dissesse o que sinto por ele.

T: Diga!

P (*com muita dificuldade*): Eu perco a vontade, prefiro não dizer, não vale a pena.

T: Retome sua vontade, aqui vale a pena dizer... tente!

P: Eu ia dizer que ele prometeu ficar comigo, me ajudar se eu tivesse dificuldades; na realidade ele nem ligou para mim, ficou com todos. Tá certo que ele é o responsável, mas nem o trabalho dele ele fez direito. Subia as montanhas sem cuidado, pisava em pedras soltas, todos podiam ter se machucado.

T: Isto! Agora fale para ele!

P (*repete na primeira pessoa do singular e em tom afirmativo*).

T: Troque de papel com ele agora e responda.

P: Como se fosse ele?

T: É.

P (*no papel de Luís*): Ah... cada um que cuide de si! Eu não tive tempo de estar só com você, eu tinha muitas coisas a fazer e você é medroso demais. Ninguém tinha medo, só você.

T: Troque novamente de papel e responda.

P (*no papel de M*): Mas você disse que ia me ajudar. Então melhor seria se você não tivesse dito isto, eu não teria vindo. E você foi descuidado com a sua turma.

T (*sugere nova inversão de papéis*.)

P (*no papel de Luís*): Se você não quiser vir não venha mais, a sua opinião não me interessa.

T (*sugere que M saia dos papéis e olhe de longe esta relação, procurando ver o que ela lhe lembrava. Sintetiza verbalmente alguns aspectos dela*): Veja M, você pede cuidados especiais e conta com o outro. Só que ele não está nem aí, está ocupado e não se importa com a sua opinião.

P (*quase imediatamente*): Isto lembra eu e minha mãe. Ela sempre cuidando de minha avó e tia e não levando a sério quando eu lhe digo para sair, ir se divertir, não carregar tudo sozinha.

T: ...e ela também não tem tempo para estar com você.

M (*concorda, acenando quieto com a cabeça*).

T: ...e isto te provoca muita raiva e frustração, além do que você se sente impotente para mudá-la.

M (*acena quieto e emocionado com a cabeça*).

T: Sabe, M, você provavelmente tem razão quando conclui que não adianta falar a verdade para a sua mãe, que ela não muda, mas não sei se isto é assim com o resto do mundo. Você pode pelo menos tentar dizer o que sente, e dar uma chance aos outros de serem diferentes da sua mãe.

Eu gostaria que você montasse outra foto agora, só que sem disfarçar, mostrando o que sentia de verdade.

M (*monta a foto. Coloca-se sem rir, com os braços estendidos*): Mas eu não ia ter coragem de falar nada.

T: Não faz mal... pelo menos falou para si mesmo e não prendeu (*T mostra-lhe os braços cruzados*), não disfarçou sua raiva e frustração. Talvez um dia consiga falar para o outro também.

Comentários: T deveria ter confrontado M com sua própria mãe, para que ele sentisse sozinho o que esperava dela.

Encontro do Eu grande com o Eu pequeno*

Esse jogo objetiva sensibilizar o paciente para suas necessidades infantis. Trata-se, aqui, de recuperar momentos da estória passada, confrontando-os com o presente. A ação é simbólica, configurando um psicodrama interno.

Ficha técnica

1. Inicialmente sugerimos que o paciente se acomode em algum local confortável da sala. Procedemos então a um aquecimento específico para psicodrama interno (ver p. 37).

2. Em seguida, iniciamos um conjunto de consignas que visam auxiliar o paciente a entrar em contato com a criança que ele foi. Exemplo:

— Procure sentir como você era há 10 anos; e há 15 anos? Como era seu corpo, seu rosto, onde você morava, olhe como era seu quarto...

— Sinta agora que você é menor e menor. Vá rememorando fatos, sentindo as emoções desta época.

— Procure se sentir agora bem pequenina(o), qual foi o seu primeiro brinquedo? Ou o primeiro brinquedo que você lembra ter possuído? Como ele era? Visualize-o, sinta-o, qual era sua cor? Como é a sensação de segurá-lo?

— Agora seja você pequena brincando com este brinquedo. Veja onde você brincava, o que sentia, veja se havia outras pessoas com você.

— Agora, continue se sentindo pequena(o), só que indo até um espelho. Olhe-se. Como você acha que parece? Bem? Mal? Olhe-se bem... sua roupa, seu rostinho, sua expressão.

— Agora veja um vulto se aproximando de você pequenininha(o). É você adulta, como é agora. Você grande e você pequena vão ter um encontro em frente ao espelho. Olhem-se.

— Deixe o(a) pequeno(a) falar para o grande tudo o que quiser. Ouça o grande também falar para o pequeno tudo o que quiser.

— Quem é o mais sábio dos dois? O que cada um tem a ensinar para o outro?

— Agora, olhe para o espelho e veja as duas imagens se fundirem, o grande e o pequeno... viram um só.

— Bem devagar, vá sentindo seu corpo grande, deitado nesta sala. Respire fundo, mexa um pouco suas extremidades, vá se dando conta de onde está. Quando se sentir preparada(o), abra os olhos e sente-se quando puder.

O processamento desse jogo costuma ser muito rico e a própria vivência suscita fortes emoções. É importante que as consignas sejam dadas de forma pausada e suave e que o terapeuta vá sentindo o nível de emoção despertado.

---

* Tomei contato com esse jogo através de Marcia Karp, psicodramatista americana radicada na Inglaterra, que o utilizou como aquecimento num *workshop*, em São Paulo, 1990.

Técnica da cadeira vazia*

Essa técnica pode ser utilizada como um aquecimento inicial, seguido de um trabalho em cena aberta, ou como única técnica dentro de um trabalho psicodramático.

Ela propicia a possibilidade de o paciente confrontar partes opostas de conflitos internos e/ou pessoas com quem tem algo a acertar. Pode também ser utilizada para materializar metáforas ou partes de sonhos. Consiste numa espécie de desempenho de papéis sem ação dramática. O terapeuta coloca uma cadeira vazia na frente do paciente e pede a ele que imagine estar lá sentada a pessoa com quem tem algo a conversar ou partes suas com as quais deseja trabalhar. O jogo de papéis se faz com a mudança de posição do paciente, ou seja, o paciente joga um papel, depois troca de cadeira e joga o outro.

O terapeuta pode jogar papéis também, se quiser, ou ficar fora observando e apresentando um ponto de vista que não foi abordado. Esta é, aliás, a melhor posição.

Permite-lhe observar e apontar as transferências e projeções sem se envolver diretamente com elas. Além disso, o terapeuta, utilizando-se da técnica da entrevista, interroga ambas as partes em confronto, auxiliando o diálogo.

Eva Leveton[60] acha importante o terapeuta sentar-se do lado do paciente, tanto para oferecer-lhe apoio com sua proximidade, como para estar na melhor posição para ouvi-lo e observar pistas não verbais. Na minha experiência, comprovo também a importância de se sentar ao lado do paciente, principalmente porque isto evita que ele dirija o diálogo para mim, e sim para a cadeira vazia.

Marcia Karp sugere a utilização da cadeira virada de costas para o paciente, simbolizando uma pessoa que o rejeita. Outra possibilidade, é a utilização da cadeira para marcar uma época na vida do paciente. Por exemplo, podemos dizer ao paciente que aquela é a cadeira da risada e que queremos vê-lo sentado lá, só que numa época onde ele foi muito feliz.

Exemplo:
a) *Dados pessoais*: G, 34 anos, sexo feminino, início de terapia.
b) *Por que T propôs o jogo*: a paciente trouxe um sonho, mas se lembrou dele na metade da sessão, o que dificultaria um trabalho em cena aberta. Além disso, era um sonho com dois personagens apenas: ela e um bebê.

---

* A origem dessa técnica é disputada igualmente pelos psicodramatistas e gestalt-terapeutas.

Sendo assim, considerei a técnica da cadeira vazia útil para explorar o sonho.

c) *Descrição da vivência da paciente*: no sonho, a paciente segurava em suas mãos uma menina-bebê. O que chamava atenção eram as proporções desta menina: ela era minúscula, cabia na palma de uma mão. No sonho a paciente queria amamentá-la mas não conseguia e ficava muito preocupada com o futuro deste bebê.

T *(trazendo uma cadeira e colocando em frente a G)*: Vamos colocar o bebê nesta cadeira. Fala para ele o que você está sentindo.

P *(falando para a cadeira vazia)*: Eu queria dizer a ele que ele tem que comer.

T: Diga a ele e não a mim *(levanta-se de sua cadeira e senta-se ao lado da paciente)*.

P: Você tem que comer, para crescer forte e ser independente.

T: Diga-lhe como você se sente quando ela não come.

P: Eu não tenho muita paciência, eu já fiz de tudo e você não quer, eu fico nervosa.

T: Ótimo. Agora troque de lugar e seja o bebê.

T *(para G enquanto bebê)*: E aí, bebê, a G ficou nervosa com você porque você não comeu. O que você acha disso?

P *(enquanto bebê)*: Eu não vou comer. Ela não vai conseguir me dar de comer.

T *(para G enquanto bebê)*: Você está brigado com ela?

P *(enquanto bebê)*: Não. É que ela não tem paciência e depressa eu não vou comer.

T *(para G enquanto bebê)*: Diga isso a ela e diga o que você precisa para comer.

P *(enquanto bebê)*: Eu como se você tiver paciência, senão prefiro morrer de fome.

T *(sugerindo a G para voltar ao seu lugar)*: O que você sente agora, G?

P *(enquanto G)*: É o meu bebê. Mas eu acho que ele vai dar muito trabalho, não tenho saco, não quero prometer ter paciência se sei que não vou ter.

T: Deixa ele morrer, então?

P: Não é assim também. Pode ser que eu me esforce um pouquinho.

T: Você é quem decide, o nenê é seu.

P: O nenê sou eu, não é ?

T: Isto tudo é você. O nenê e a mulher sem paciência. São seu aspectos mais carentes e infantis e sua dificuldade de cuidar deles. Por isso, creio eu, você me pede ajuda. Para aprender a cuidar deles.

6. Experimentos

Nessa categoria se incluem algumas técnicas da Gestalt-terapia[61].

Experimentos supressivos

São propostas que o terapeuta faz ao paciente, visando auxiliá-lo a parar de evitar a experiência. Segundo essa abordagem, a experiência temida (por exemplo: sentir tristeza, angústia etc.) costuma ser evitada através de vários atos e ações inúteis. Por exemplo, há pacientes que se interpretam e explicam o tempo todo, fazendo o clássico jogo da racionalização; outros estão cheios de argumentos moralistas, afirmando o que deve ser e o que não deve ser feito; e há outros, ainda, que se habituaram a antecipar vivências futuras, para evitarem entrar em contato com o que acontece no momento.

A consigna genérica do terapeuta sugere ao paciente que preste atenção àquilo que está experienciando no momento. Por exemplo:

T para P: Não precisa explicar nada, sinta apenas, como é esta experiência aqui e agora?

T para P: O futuro não está aqui. Você perde o presente quando vai até ele. Volte para o agora, o que está acontecendo?

Jogo do dominador-dominado

Este jogo é muito popular na terapia gestáltica[62], e traz resultados interessantes.

Trata-se de propor ao paciente que faça um confronto entre posições ambivalentes. Por exemplo: sua agressividade vs. sua passividade; o bom moço que pode ser vs. o malfeitor; sua parte masculina vs. sua parte feminina; a parte superior do corpo vs. a parte inferior etc. Enfim, esse jogo pode ser proposto em relação a qualquer cisão significativa dentro da personalidade.

A tarefa consiste em estabelecer um debate entre posições opostas. Bustos* sugere ao paciente que imagine possuir um fantoche em cada uma das mãos, e que esses fantoches devem se enfrentar num diálogo. É possível também realizar este confronto utilizando-se a técnica da cadeira vazia.

---

* Este jogo será descrito mais à frente, p. 112.

Para que esse diálogo seja satisfatório, o paciente tem que estar convencido dessas ambivalências dentro de si e tomar responsabilidade por ambas as posições.

Normalmente, uma das posturas é egosintônica e a outra não. Por exemplo, o aspecto mais passivo representado pelo dominado é, em geral, mais reconhecido e aceito pelo ego. Tudo se passa como se o paciente fosse um coitadinho, vítima das circunstâncias. Já a parte dominadora, mais autoritária, moralista e condenatória muito dificilmente é aceita pelo ego e, de preferência, é projetada nos outros.

Conforme o diálogo vai se desenvolvendo, muitas outras características vão se discriminando. Por exemplo, o aspecto passivamente ativo do dominado vai se tornando mais claro, e já não fica tão confortável para o ego estar em sintonia com ele.

É produtivo pedir, ao final, que o paciente construa uma terceira posição (ou um terceiro fantoche), que seja a síntese das outras duas, naquilo que elas têm de melhor.

Esse trabalho pode também evoluir para uma pesquisa da matriz dessas duas condutas defensivas. Esse aspecto será discutido na descrição dos jogos elaborativos.

Situação inacabada

Essa técnica corresponde a uma analogia, na gestalt-terapia, da tarefa perceptual ou cognitiva incompleta da psicologia da gestalt.

Sempre que é identificada uma situação inacabada (sentimentos não resolvidos, relações não terminadas, diálogos abortados etc.) o paciente é solicitado a dar um fecho. Perls afirma que os ressentimentos são as mais comuns e importantes espécies de negócios inacabados.

Podemos trabalhar com esse tema de várias formas: através de um psicodrama em cena aberta; utilizando a técnica da cadeira vazia (p. 86); ou através de um psicodrama interno. Em todas elas, a consigna do terapeuta propõe um encontro com a pessoa com quem o paciente tem algo a terminar.

Exemplo: Situação inacabada, utilizando psicodrama interno.
Ficha técnica
a) Avisamos ao paciente que ele não precisará falar conosco durante essa experiência. No final, teremos tempo de processar o ocorrido. Sua tarefa é vivenciar internamente o que será proposto.
b) Pede-se ao paciente que se deite em algum lugar da sala que lhe pareça confortável. Em seguida podemos utilizar uma das técnicas de aquecimento específico para o psicodrama interno.

c) Quando o paciente nos parecer suficientemente em contato consigo mesmo, sugerimos que se imagine na presença desta pessoa com quem mantém a situação inacabada e para quem nunca havia dito tudo o que sentia.

d) Sugerimos, em seguida, que o paciente se imagine dizendo tudo o que não havia dito até então, só que além de estar falando deve também encarar a pessoa em questão, perceber sua expressão visual e facial.

Essa parte da consigna, a que se refere ao olhar, é muito importante. Uma pessoa não diz o que realmente pensa para a outra por muitas razões, que em geral têm em comum evitar um confronto com a reação do outro.

Muitas vezes, o que se busca evitar nem é a opinião do outro, porque essa até já é conhecida. O que se evita é a emoção que podemos causar. Por exemplo, o outro pode se emocionar e chorar; pode ainda se irar e nos lançar um olhar de ódio; ou, o que é extremamente terrível para o ego, pode aparentar triunfo.

Quando sugerimos ao paciente que encare o outro enquanto lhe fala, buscamos na realidade o confronto do paciente com aquilo que ele realmente tem estado a evitar.

e) Pedimos que o paciente se vire cerca de 180 graus no solo mesmo, ou seja, ponha seus pés onde estava sua cabeça e sua cabeça onde estavam seus pés. Isto é feito em silêncio e sem abrir os olhos.

Pedimos agora que seja a pessoa com quem esteve conversando e contra-argumente como ela o faria. Nesse papel também deve olhar para si mesma, buscando observar toda sua mímica corporal, sobretudo a facial e o olhar.

f) Novamente pedimos ao paciente para girar 180 graus no solo e voltar a ser ele mesmo, respondendo e completando verbalmente o que gostaria de dizer ao outro. É importante reenfatizar a observação da expressão facial.

g) Uma última mudança espacial é sugerida, para dar oportunidade de o outro completar o que gostaria de dizer.

h) Depois dessas duas oportunidades de argumento e contra-argumento, sugerimos que o paciente mude agora de posição. Por exemplo, ele mantendo os olhos fechados pode se sentar e ocupar uma posição intermediária às outras duas.

Nessa posição deve imaginar que é uma terceira pessoa, um sábio, alguém que possa aconselhar as duas partes e prever o futuro dessa relação. Se for uma relação terminada por morte ou se for uma relação que não pode ser retomada, o sábio deve fazer uma síntese do que cada um dos membros aprendeu com a outra parte.

i) Para finalizar, nossos procedimentos se dirigem a auxiliar o paciente a sair do estado de consciência do psicodrama interno e voltar à sessão.

Sugerimos que ele respire fundo e vá lentamente se mexendo, abrindo os olhos e retornando à sessão.

A sessão pode então ser processada verbalmente, ou por escrito. Em geral, as vivências suscitadas por este jogo são muito intensas e prescindem de um processamento verbal. Um bom término consiste em oferecer lápis e papel para o paciente e pedir que ele transcreva aquilo que de mais substancial experimentou.

Exemplo transcrito pela paciente
Dados pessoais: C, sexo feminino, 30 anos, em terapias variadas há mais de 10 anos, casada, dois filhos.

"Quando T propôs encontrar alguém com quem tinha contas a acertar, me ocorreu quase que prontamente minha mãe, morta há cerca de 10 anos.

Comecei dizendo-lhe (e aí eu já estava chorando na realidade) que ela deveria ter me ajudado quando em criança, minhas primas me deixavam de lado nas brincadeiras. Ela deveria ter intercedido e nomeado a minha dor, evitando que eu a negasse e fizesse de conta que não queria brincar com as crianças. É óbvio que uma criança não quer ficar entre adultos, ouvindo papos sem graça, em vez de ir brincar!

Eu lhe dizia também que se não fosse pela própria briga dela com as minhas tias (mães das crianças), talvez ela pudesse ter intercedido.

À medida que o diálogo ia transcorrendo, o meu choro e a minha raiva cresciam e, finalmente, pude dizer-lhe que ela nunca tinha me ajudado quando, de fato, eu havia precisado. Lembrei minha adolescência e em como eu passava horas trancada no meu quarto, escrevendo e lendo, sem ela sequer se questionar por que eu era tão solitária.

Quando T sugeriu que eu olhasse minha mãe enquanto falava, eu a vi chorando e com a expressão de alguém que pede desculpas. Isto me emocionou muito e eu comecei a chorar fortemente. Disse-lhe então que me doía mais a dor que eu via estampada em seu rosto do que a minha própria, e que eu havia tentado poupá-la desta dor, de saber de fato como eu era realmente (além da boa menina, ótima aluna e sempre sorridente criatura que eu aparentava).

Quando T pediu para mudar de lugar e contra-argumentar como se fosse minha mãe, eu a imaginei dizendo:

— "Filha, me desculpa por minha covardia. Eu achava que aquelas meninas eram tão ruins quanto suas mães. Até me aprazia que você não brincasse com elas. Estávamos unidas por uma mesma briga e você me era solidária."

— "Quanto ao fato de você ficar trancada no quarto, lendo e escrevendo, eu não entendia aquilo, mas como eu nunca havia estudado, achei normal. Na verdade eu não tinha muito tempo para você, eu tinha que ficar no meu escritório e cuidar para o seu pai não me trair com outra mulher."

— "Mas eu te amei muito, apesar de tudo. Você foi uma filha que me deu muito orgulho e me cuidou muito bem quando eu estava doente para morrer. Me desculpa se por covardia, ignorância ou falta de tempo eu não te ajudei melhor."

Nesta altura, T propôs que eu ocupasse uma posição intermediária e, de longe, olhasse, aconselhasse e previsse o futuro dessa relação.

Foi-me especialmente difícil fazer isso porque o choro não me permitia sair daquele clima. Finalmente consegui, parei de chorar e, olhando (internamente) para mim e para minha mãe, entendi que ela tinha morrido e que esta relação não tinha futuro.

Entretanto algo da covardia dela também deveria me servir, no sentido de que eu poderia poupar sofrimento para mim mesma, se não fosse tão corajosa e comprometida sempre.

Em algum lugar da minha própria vida eu havia negado meu direito a ter medo e ele me fazia falta agora. Para que ser inteira em tudo, para quem? Por que não brincar, ser mais leve?

Finda a experiência, T me abraçou, me deu um lápis e papel e me sugeriu escrever algo que quisesse.

E foi isto o que escrevi:

— "Carta à minha mãe, que não viveu o suficiente para me ouvir dizendo isso de viva voz: Mamãe: Eu queria que você tivesse podido me ajudar sem me pedir ajuda ao mesmo tempo. Eu até poderia te ajudar, mas num outro momento".

Eu tenho um segredo

Esse jogo visa auxiliar o paciente no enfrentamento de situações temidas.

Ficha técnica

1. Pede-se ao paciente que ele pense em algum segredo, qualquer fato guardado a sete chaves dentro de si. Isto pode ser feito utilizando-se um *flash* de psicodrama interno, após um breve aquecimento.

2. Em seguida, pedimos que o paciente verbalize o que imagina que os outros diriam e sentiriam se soubessem do segredo. Perguntamos também quem são estes outros.

3. Daqui podemos prosseguir de várias formas:

— pedir que o paciente assuma a crítica como sua, repetindo-a em voz alta e na primeira pessoa do singular.

— sugerir o jogo do diálogo entre a parte que critica e a criticada.

— ou, também, auxiliar o paciente a jogar o papel da pessoa que censura, visando investigar a fonte de formação superegóica.

Inversões

Este jogo é, a meu ver, francamente psicodramático, apesar de também ser mencionado em livros de gestalt-terapia[63]. Trata-se de pedir ao paciente que represente o tipo oposto. Por exemplo, o paciente tímido deve representar o exibicionista, ao suscetível à crítica pode-se propor que represente o crítico, ao dócil pede-se a construção de um personagem agressivo etc. O aquecimento para esse trabalho deve ser ótimo para evitar bloqueios de origem persecutória.

Em seguida, propomos ao paciente que se conscientize sobre como aquelas características opostas estão presentes em seu modo habitual de ser, e quanta energia é gasta para tentar disfarçar esses traços.

Posso sugerir-lhe uma frase?

Essa técnica visa clarificar determinada mensagem ou atitude que está implícita na comunicação do paciente, mas que ele não pode ou não quer se dar conta.

Trata-se de propor uma frase onde o paciente se torne consciente da paramensagem; por exemplo, uma paciente obesa que havia se comprometido consigo mesma a iniciar uma dieta na segunda-feira, chega à sessão deste dia com um terrível mal-estar físico; conclui, após muitas queixas, que deve pegar uma gripe em breve. O terapeuta pode lhe propor experimentar a seguinte frase: "Este mal-estar me é muito útil, ele me serve para...".

Esta técnica é de certa forma interpretativa, na medida em que o terapeuta é quem decodifica o que está implícito. Por outro lado a consigna que se dá ao paciente deixa-o livre para aceitar ou não os aspectos apontados e minimizar o "teor de verdade categórica" da interpretação do terapeuta.

Se a frase proposta for de fato uma frase-chave, o paciente desenvolverá espontaneamente a idéia, caso contrário não, e a frase toda não fará sentido. O mesmo é correto em relação ao *timing* do paciente, ou seja, se o terapeuta apresentar a frase num momento onde o paciente ainda não estiver preparado para aceitá-la, ele a rejeitará.

Experimente o seu sentimento

Essa técnica visa neutralizar a evitação fóbica que os pacientes fazem de alguns sentimentos dolorosos. Exemplo: angústia, vazio, depressão etc. É comum que as dimensões destes sentimentos nunca tenham sido realmente vivenciadas, porque o paciente foge do que ele teme ser a experiência mais terrível de sua vida.

O que se propõe nessa técnica é que o paciente experimente, na situação protegida do consultório, a sensação que lhe dá tanto medo. Por exemplo, uma consigna que uso freqüentemente é: "Fique com esta tristeza (ou depressão, ou vazio, ou tontura etc.), sei que isto lhe dá medo, mas você não está sozinha. Procure sentir esta sensação, e talvez você possa descobrir o que ela faz com você para te dar tanto medo".

Penso que esse jogo constituiu um dos primórdios do psicodrama interno, tal como o conhecemos hoje em dia (ver p. 54).

Experimente sua fantasia

Na verdade esse é um psicodrama interno do tipo "livre viajar" de Fonseca, mas calcado numa fantasia, desejo ou sensação expressa pelo paciente. Exemplo: paciente diz que queria sumir — ou ainda, que queria fazer absolutamente nada. O terapeuta, após um breve relaxamento, pode pedir-lhe que entre neste "sumir", ou ainda que concretize, internamente, este "fazer nada".

O objetivo desse trabalho é:

1. Operacionalizar essa fantasia do paciente — ver em que ela consiste exatamente.

2. Buscar possíveis áreas de conflito contidas nessa fantasia.

3. Conhecer a função dessa fantasia na vida do paciente.

4. Averiguar as possibilidades ou dificuldades de realização do(s) desejo(s) em questão.

Exemplo

a) *Dados pessoais*: K, 18 anos, em terapia há 1 ano. Paciente com dificuldade de expressar verbal e mimicamente o que sente. Pensa muito antes de falar ou fazer qualquer coisa. Queixa-se que não consegue atingir suas próprias metas, do tipo emagrecer, estudar, ter mais amigos, ter um namorado.

Costuma ser amiga exclusiva de meninas mais ativas, que fazem o trabalho de relacionamento social para ela, o que a satisfaz por um lado e por outro lhe deixa uma sensação de incapacidade pessoal, menos valia.

Parece oscilar entre atitudes mais adultas e responsáveis e atitudes passivas e infantis, mostrando bem o processo adolescente em que se encontra.

Na sessão anterior, houve uma sessão de terapia vincular com o pai da paciente e ela. Nessa sessão foram trabalhados dois aspectos do vínculo:

(1) seu caráter culpógeno (o pai culpa a filha pelos fracassos — "Ela é uma parte minha — se fracassa eu fracasso junto"!). A filha sente assim uma culpa muito grande ao decepcionar o pai; (2) o aspecto desconfiado — o pai percebe que a filha não se abre com ele e busca outras pessoas em quem confiar.

Nesta sessão, a paciente vem muito contrafeita, dizendo que não quer pensar mais. Quando pensa muito nas coisas não consegue nada. Tem ficado em casa, sem estudar, sem fazer regime — esperando a vontade para fazer as coisas. Parece muito brava e negativista.

Pergunto-lhe por que acha que está tão brava e como foi o pós-sessão, semana passada.

Diz que não lhe agradou muito a sessão porque o pai, aparentemente, não mudou, nem se aproximou mais dela. Ela sim, sente que se afastou dele, e que não vai mais se aborrecer ou se sentir culpada se ele ficar chateado com as coisas que ela faz. "Cada um que agüente o que é seu."

Diz que queria tirar férias, não ter nada para fazer. Não ter objetivo. Não agüenta este clima de cobrança interna, ele não leva a nada.

b) *Por que T propôs o jogo*: Pareceu-me que o negativismo da paciente se estendia à própria sessão. Isto porque nenhuma observação que eu fazia sobre seu mal-estar parecia trazer-lhe qualquer alívio. Apontei-lhe, por exemplo, o quanto era pesado ser adulto para ela e como ela gostaria de voltar a ser um bebê, sem responsabilidades. K concordou, mas disse que era assim que queria agora. Tampouco pareceu disposta a trabalhar qualquer tema. O que de fato queria era não fazer nada, e qualquer intervenção minha parecia reforçar este desejo. Estávamos em luta e percebendo isto resolvi remar a favor da maré e conhecer melhor o que "não fazer nada" significava para ela.

c) *Descrição da vivência da paciente*:
Pedi a K que deitasse, procurasse respirar fundo e expirar pela boca algumas vezes. Costumo dizer aos pacientes para tentarem atingir o teto da sala com a barriga quando inspirarem e igualmente o solo quando expirarem.

Após esse pequeno relaxamento inicial, pedi-lhe que imaginasse o lugar onde estaria fazendo nada.

P: Em minha casa de férias.
T: Fica aí, olhe onde você está, o que faz?
P: Vejo TV, durmo.
T: Faça isso, é bom?
P: Ótimo.
T: Imagine que o tempo passa e já faz dois dias que você vê TV e dorme.
P: Como também.
T: Lógico, coma, veja TV e durma... e já se passaram três, quatro dias.

P: Está bom ainda.

T: Uma semana... duas semanas... um mês... dois meses (*T vai falando devagar*).

P: É, agora já encheu, preciso sair e procurar emprego.

T: Em que quer trabalhar?

P: Secretária, sei lá.

T: Procure emprego, como faz?

P: Recorto anúncios e vou atrás.

T: Faça isso.

P: É difícil achar emprego.

T: Sim, você já procura há alguns dias, como se sente?

P: Meio desolada, mas vou achar.

T: Ache!

P: Estou trabalhando e está ótimo, tenho amigos.

T: Fique, então. Experimente sua rotina de trabalho.

P: Melhor do que ficar em casa.

T: Curta... veja o tempo passar... uma semana, um mês... dois meses (*T fala devagar*).

P: Agora já encheu.

T: E o que quer fazer?

P: De novo quero fazer nada.

T (*pede para K respirar fundo novamente e retornar aos poucos à sala, mexendo alguns músculos, abrindo os olhos, sentando-se*).

P: (*ao sentar-se*): Tudo enche, não é?

T: Parece que sim, aí dentro de você.

P: Por quê?

T: Não sei, me ocorre que tudo o que fazemos implica uma certa dose de frustração. Quando fazemos uma coisa, não fazemos a outra, e para você é difícil tolerar frustração.

P: Pode ser.

T: Deixe isso metabolizar um pouco dentro de você e conversaremos novamente na semana que vem, tá?

P: Tudo bem.

Comentários: 1. As consignas a respeito de poder vivenciar o estado da paciente poderiam ter sido mais amplas, permitindo-a viver mais o não fazer nada. T marcou o tempo passando, com sua direção, não permitindo à paciente se deter na sensação de fazer nada.

      2. Quando a paciente escolhe procurar emprego através dos anúncios de jornal, novamente não calca sua escolha no próprio desejo, mas na oportunidade. Talvez por isso tudo encha, porque as escolhas não partem dela mesma, mas do pai, do jornal etc. T talvez pudesse marcar isso

na direção que fazia, sugerindo à paciente procurar dentro de si em que gostaria de trabalhar e vivenciar esse trabalho na fantasia dirigida.

7. Jogos elaborativos

Nessa categoria incluo jogos que, pela forma como são conduzidos, favorecem uma abordagem mais elaborativa dos conflitos. São técnicas criadas e utilizadas por dois psicodramatistas do nosso meio — José Fonseca Filho e Dalmiro M. Bustos.

Duplo-espelho (psicoterapia da relação)* [64]

Esta técnica prescinde de uma movimentação espacial maior. O terapeuta fica sentado frente a frente com o paciente e lhe propõe serem ambos o próprio paciente.

Não se trata de confrontar partes ambivalentes do paciente (como no jogo dominador-dominado, ver p. 88), mas dois pacientes inteiros que conversam. A diferença é que o paciente que T joga, além de compartilhar os problemas e sentimentos, investiga a outra parte com idéias e emoções que o próprio paciente não pode expressar.

O terapeuta tem que ser bastante habilidoso para não se adiantar demais ao paciente e também para não apresentar o espelho de forma caricatural. O risco consiste em, ao invés de arrefecer, acirrar as defesas do paciente. Nesse caso, o paciente negará o duplo e sentir-se-á agredido pelo que observa em espelho.

Jogo de papéis (psicoterapia da relação)* [65]

Nesse jogo terapeuta e paciente invertem papéis e se confrontam. A diferença do jogo de papéis tradicional consiste no fato de que o terapeuta não joga seu próprio papel. Ele assume, alternadamente, papéis internalizados do paciente e previamente desempenhados, e papéis complementares da vida do paciente. Por exemplo:

---

* Psicoterapia da relação consiste numa forma de trabalho em psicoterapia individual que José Fonseca Filho vem desenvolvendo nos últimos anos. É um método derivado do psicodrama, mas que apresenta influências outras, tais como da fenomenologia-existencialista, da psicologia da consciência e da psicanálise. Utiliza várias técnicas, dentre as quais destacarei duas: o duplo-espelho e o jogo de papéis.

T: Eu sou seu namorado, fale comigo (*o terapeuta joga este primeiro papel de forma amorfa no início, esperando as consignas do paciente na primeira troca; ou vice-versa, ou seja, inicia jogando o papel do paciente e pedindo que ele assuma o papel complementar*).

T: (*primeira inversão*): Agora eu sou você e você é seu namorado, vamos continuar a conversar (*desta vez o terapeuta já tem mais elementos para compor o papel do paciente*).

Assim, sucessivamente, T vai jogando e invertendo papéis que não são os seus. O terapeuta deve, segundo Fonseca,[66] incorporar os papéis, como que num estado de semitranse, para empatizar com as emoções dos personagens que joga. Diálogos breves, tipo bate-rebate, favorecem esta sintonia que, quando obtida, permite inclusive que o terapeuta crie no papel, agregando situações ou respostas que funcionam como interpolações de resistência.

O interessante nesse jogo é que, apesar de ser o próprio terapeuta quem joga verbalmente com o paciente (não um ego auxiliar), não são habituais as confusões transferenciais. Pelo contrário, ocorre uma melhor discriminação entre a figura do terapeuta e as que ele incorpora no jogo.

Exemplo

a) *Dados pessoais*: A, 24 anos, há 1 ano em terapia.

b) *Por que T propôs o jogo*: A é uma paciente muito quieta e tem uma acentuada tendência a minimizar conflitos. Raramente fala de seu pai, e nesta sessão conta que ela e a família assistiam à TV na noite anterior, quando passou uma reportagem sobre a filha de uma alta autoridade que se envolvera com marginais e drogados. Seu pai emitiu, prontamente, uma opinião que a irritara muito. Disse que o pai da moça em questão não tinha nenhuma responsabilidade com o destino da filha, e se ela decidiu este caminho o problema era dela.

c) *Descrição da vivência da paciente*:

T: Vamos explorar melhor isto que se passou ontem, entre seu pai e você. Eu vou ser seu pai e quero que você seja você mesma e interaja comigo, ok?

P (*concorda, achando meio estranho*).

T (*como pai*): Acho que um pai nada tem a ver com o que o filho faz da própria vida. Se ele quer ser bandido, se drogar, o problema é dele.

P (*como P*): O problema também é dos pais. Vai me dizer que o sr. não ia ficar chateado?

T (*como pai*): Eu não. Pouco me importaria. Eu fiz a minha parte.

P (*como P*): E qual é a sua parte?

    T sugere inversão dos papéis.

T (*como P*): E qual é a sua parte?

P (*como pai*): É criar, dar educação e só.

T (*como P*): Só. Só dar dinheiro, só coisas materiais?

P (*como pai*): Nem isso eu tive. Lutei sozinho, vim da Espanha com 13 anos e sem família. Acho que dar o que dou a você já é muito. Eu não posso viver a sua vida.

T (*como P*): O que o sr. precisava não é o que a gente precisa hoje em dia. Não é só de coisas materiais que precisamos.

P (*como pai*): Minha obrigação era dar isso. Agora tenho que me aposentar, o resto vocês fazem.

T sugere nova inversão de papéis.

T (*como pai*): Eu quero me aposentar. Já fiz minha obrigação. Chega.

P (*como P*): O sr. nem liga para o que eu vou fazer da minha vida?

T (*como pai*): Eu não. O problema é seu.

P (*como P*): O sr., pai, nunca se interessou pela gente. Vive dormindo no sofá, nem ouve o que a gente fala. Só ouve o que lhe interessa.

T (*como pai*): Eu tenho o direito de dormir. Já fiz tudo o que tinha que fazer. E não é verdade que eu não ouço. O que foi que eu não ouvi?

P (*como P*): O sr. já me perguntou mil vezes o que é que eu faço na faculdade e o que isso vai me trazer. Eu já expliquei mil vezes e o sr. torna a perguntar (*paciente fala alto e com raiva*).

T (*como pai*): Mas é que você não responde o que eu quero. Eu quero que você perceba que esta faculdade não vai te dar nada! Quem te dá as coisas sou eu.

P (*no papel de P*): Vai me dar sim! Lá eu aprendo muitas coisas e o sr. só me dá coisas materiais.

T sugere nova troca de papéis.

T (*no lugar de P*): A faculdade me dá a possibilidade de ser algo diferente disso que o sr. quer que eu seja.

P (*no lugar do pai*): Eu não quero nada. Eu já fiz minha.vida. Faça o que quiser da sua.

T (*no lugar de P*): O sr. diz que não interfere na minha vida, mas vive boicotando minhas possibilidades de fazer coisas diferentes. Eu até já fui trabalhar com o sr. E tem mais, eu sinto que o sr. cobra as coisas da gente.*

P (*no lugar de pai*): Foi trabalhar comigo porque quis. Aliás eu lhe pago um salário.

T (*no lugar de P*): Eu acho, pai, que fui trabalhar com o sr. para lhe deixar um pouco satisfeito. O sr. nunca parece contente com a gente.

P (*no lugar de pai*): Eu estou contente. Não com o seu irmão, porque ele não faz nada e eu não o vejo encaminhado. Mas você, desde que você não me dê problemas, tudo bem.

---

* Reparem como T criou no papel, obviamente embasada naquilo que o paciente já lhe trouxe anteriormente, mas também em sua sensibilidade própria.

T (*no lugar de P*): Tudo o que o sr. quer de mim é que eu não lhe dê problemas, não é?

P (*no lugar de pai*): É, assim já está bom.

T (*no lugar de P*): É, e eu faço exatamente isto. Cuido da minha vida, nunca tenho conflitos, tá tudo sempre bom. Menos o ano passado quando eu atrapalhei da cabeça e delirei que os comunistas vinham me pegar.

P (*no lugar de pai*): Mas eu lhe pago terapia, para você não ficar mais doente. Faço tudo o que devo como pai.

T (*no lugar de P*): Eu precisava que o sr. fizesse algo comigo, não por obrigação. Mas por prazer, porque tem vontade. Senão eu também faço as coisas por fazer. Faço tudo certo, direitinho, mas sem vontade, sem tesão.

P (*no lugar de P*): (*fica quieta, olha para baixo*).

T decide encerrar o jogo aqui, volta a ser T e a sessão continua de forma verbal.

T: Como você se sentiu, A?

A: É isso mesmo. Ele é assim, eu fico irritada, mas o que adianta?

T: Adianta tanto quanto adianta você ir à faculdade e não sucumbir aos desejos dele. Ficar irritada é existir, resistir, senão só te resta não sentir nada.

A: Ele não vai mudar se eu ficar irritada.

T: É a sua mudança que interessa. Ficar irritada significa que você queria que fosse diferente. Você fica decepcionada. Não era isso o que você esperava de seu pai. Pelo menos você, através desta irritação, fica de posse de seus sentimentos.

A: Minha mãe fala que eu sou parecida com ele. Eu não quero sentir. Não quero assumir responsabilidade.

Jogos que buscam elaborar a matriz das condutas defensivas — Dalmiro Bustos

Por condutas defensivas entendo uma série de funções reativas que o paciente desenvolveu ao longo de sua vida, com a finalidade de controlar a angústia gerada por vínculos assimétricos que lhe produziram profundas lesões narcísicas.

Em geral, esses vínculos ocorreram na infância, época na qual, devido à impotência da criança frente à autoridade dos adultos, aquela conduta representou a única saída digna para um ego muito fragilizado. Ou seja, essa conduta defensiva foi criada para proteger o paciente e, em geral, vemos que ela cumpriu sua função naquele momento.

Isso explica por que boa parte das defesas são egosintônicas, ou seja, não são percebidas como elementos dissonantes pelo ego. Pelo contrário, parecem aderidas ao papel central da identidade do paciente e o constituem, por assim dizer.

O objetivo central desse tipo de jogos é, inicialmente, auxiliar o paciente a perceber a responsabilidade que tem na criação e manutenção de suas condutas defensivas.

Em seguida, busca-se facilitar a percepção da egodistonia atual da conduta defensiva e do poder que o paciente tem para modificá-la, se quiser.

Trata-se, por assim dizer, de recuperar cenicamente o momento em que o papel reativo ainda não era conserva. Busca-se definir seu *locus* — em relação a quem, a qual vínculo esta conduta reativa e defensiva se instala; sua matriz — para que o paciente a produziu, ou seja, qual o mandato que o paciente delega à essa defesa; seu *status nascendi* — o processo de evolução dessa conduta.

Os jogos que descreverei a seguir têm em comum:

1. são jogos que se utilizam de flashes de psicodrama interno;
2. partem do presente, de alguma situação ansiogênica que o paciente relata, buscando definir sua reação defensiva atual;
3. uma segunda fase onde se procura separar o que é conduta defensiva e o que é que ela está defendendo;
4. depois se inicia a pesquisa do *locus*, matriz e *status nascendi* dessa defesa. De especial importância é a definição de qual era a necessidade do paciente no momento em que criou a defesa;
5. uma volta ao momento atual para investigar se o paciente ainda tem necessidades semelhantes. Senão, quais são suas necessidades atuais e o que ele precisa para satisfazê-las, ou seja, a antiga defesa ainda é útil, ou, pelo contrário, até atrapalha?

Jogo do personagem

Essa é uma técnica que utiliza, além do psicodrama interno, o recurso de pedir para o paciente criar um personagem de ficção, cinema, revista, teatro etc., que possa carregar as emoções e sentimentos que ele, paciente, sente em determinados momentos da sessão.

O objetivo da interpolação desse personagem é relaxar o campo intrapsíquico do paciente e com isso favorecer a vivência de papéis reativos e defensivos. Busca-se também conhecer quando e para que a defesa surgiu e se ela é pertinente atualmente.

A utilização dessa interpolação metafórica resulta num trabalho fascinante e extremamente profícuo, mas exige certa habilidade do terapeuta, sobretudo quanto à forma de pedir para que ele encontre o personagem e quanto ao entendimento de todas as sutis relações da metáfora com a dinâmica intrapsíquica do paciente. Por isso me estenderei um pouco mais na descrição da ficha técnica.

Ficha técnica

1. O aquecimento para esse trabalho é o que normalmente se usa para o psicodrama interno, se bem que o paciente não precisa, necessariamente, estar deitado. Um aquecimento calcado na conscientização do processo respiratório e que vise centrar e favorecer a introspecção é suficiente.

2. O trabalho começa pedindo-se ao paciente que localize em seu corpo o tema que quer trabalhar. Exemplo: se se trata de uma cena que lhe gerou sentimentos confusos, pede-se que visualize essa cena, perceba seus sentimentos, e se dê conta do local, em seu corpo, onde esses sentimentos se fazem mais presentes.

Ou, ainda, se se trata de explorar determinado papel na vida do paciente — papel de pai, papel profissional, por exemplo —, pede-se que o paciente feche os olhos e sinta onde em seu corpo se aloja esse papel.

Enfim, qualquer que seja o tema, a consigna para o paciente é introverter e procurar localizá-lo no seu corpo. A busca de um indicador corporal é fundamental, pois evita racionalizações estéreis (ver nota à p. 58).

3. Pede-se ao paciente que ele inteiro se torne essa parte de seu corpo e até exagere na postura a forma como a sente. É uma maximização e uma concretização da tensão o que se busca aqui. Por exemplo: se o paciente diz sentir rigidez na nuca, o terapeuta pode pedir-lhe que seu corpo inteiro seja esta nuca rígida.

4. Em seguida pede-se ao paciente que, baseado nesta sensação corporal, crie um personagem que poderia se sentir assim. É importante que o terapeuta compreenda que este personagem será a metáfora da conduta defensiva do paciente, pois emerge do campo de tensão.

Às vezes é necessário um certo reasseguramento da tarefa, pois costuma acontecer com alguns pacientes mais exigentes ou mais resistentes alguma dificuldade em relação a encontrar o personagem.

Frases como "vai com calma, não se apresse, deixe que o personagem te encontre através de sua postura corporal, não corra atrás dele, temos tempo" costumam ser suficientes e estimuladoras da tarefa.

5. Com o personagem escolhido e nomeado, pede-se que o paciente explore a personalidade dele. Isto pode ser feito através da técnica da entrevista (o terapeuta entrevista o paciente no papel do personagem) ou, ainda, pedin-

102

do-se ao paciente no papel do personagem que conte três momentos de sua vida, e até mesmo através de um *role-playing*.

O terapeuta tem que ser capaz de enxergar o personagem, sentir suas motivações e seus sentimentos. Qualquer aquecimento que estimule o paciente a criar no papel é válido aqui.

6. Em seguida, sugerimos ao paciente, no papel do personagem, para que defina o que faz com o próprio paciente na cena-tema dessa dramatização. Aqui, o que se está buscando é o mandato da conduta defensiva, ou seja, o que ela deve fazer para proteger o paciente.

7. Nesse ponto, pedimos ao paciente que saia do papel de personagem (uma almofada pode marcar o lugar deste) e, fechando os olhos novamente, respire fundo e se visualize na cena-tema dessa dramatização. Aí lhe damos a seguinte consigna: Eu...(nome do paciente)... escolhi ser...(nome do personagem)... para não ser...(o paciente completa). Em geral o paciente agrega uma outra conduta, ou um outro personagem oposto ao primeiro, o que nos informa, a nós terapeutas, a qualidade da dor narcísica que precisa ser defendida. Isto é o que tem que ser defendido. É a matriz da defesa, a semente que a gera. Foi para não se sentir dessa forma que o paciente criou o papel reativo.

8. De posse dessa segunda conduta ou desse segundo personagem, podemos prosseguir de dois modos:

a) podemos explorar as polaridades representadas por esses dois personagens (ver jogo de fantoches, p.112). Em geral eles constituem falsas opções extremadas, típicas de épocas infantis e que esquecem as nuanças intermediárias, mais adaptadas à vida adulta. Essa forma de trabalho é mais rápida e talvez algo mais superficial do que a opção b, mas é útil, sem dúvida, para inícios de terapia, onde o paciente começa a visualizar sua problemática intrapsíquica.

b) pedimos ao paciente que novamente respire fundo e nos diga quando antes se sentiu assim em sua vida.

Esta consigna busca o *locus* da dor narcísica que, em geral, se encontra em cenas regressivas da vida infantil do paciente.

9. Obtida essa cena regressiva, o penúltimo passo é auxiliar o paciente a sintetizar nesta cena: o que aconteceu, com quem, o que ele sentiu, para que criou o personagem defensivo (o primeiro desse jogo), ou seja, o que o personagem defensivo deveria fazer por ele.

10. Por último, e esse é o momento mais elaborativo desse jogo, devemos auxiliar o paciente a quotizar os custos e benefícios da conduta defensiva. Duas reações são habituais:

a) Algumas vezes o paciente continua achando que aquela conduta é a única possível diante daqueles fatos. Esse é o caso, por exemplo, da defesa esquizóide, ou seja, do paciente que se recusa a sair de si mesmo, porque alega não poder confiar em ninguém.

Nesses casos o terapeuta pode mostrar-lhe que, se bem que isto tenha sido verdade e aquele recurso tenha lhe sido muito útil num momento da sua vida, a manutenção dessa defesa no futuro pode lhe ser danosa.

Se ainda assim o paciente não puder visualizar uma solução diferente, o terapeuta deve lhe mostrar que nada pode ser feito então, terá que agüentar as conseqüências dessa postura defensiva em sua vida atual.

Essa última colocação, a de que nada pode ser feito enquanto ele, paciente, não quiser fazer nada, parece responder bem à situação transferencial, deixando o paciente, normalmente, muito acuado. Ele se vê frente à sua própria obstinação em manter aquela defesa, seja porque é muito grato a ela, seja porque ela representa a testemunha atual do que lhe aconteceu na infância — uma espécie de triunfo *a posteriori*. Às vezes, muitas sessões são necessárias até que o paciente consiga se dispor a rever a serventia da conduta defensiva.

b) Se, por outro lado, o paciente conclui que aquele personagem ou aquela conduta defensiva não lhe é mais útil, ou nunca foi exatamente, podemos continuar o jogo, pedindo-lhe que faça um *flashback* da cena infantil e, um minuto antes de criar o seu personagem defensivo, verbalize o que necessitava.

Aqui os pacientes, em geral, verbalizam que teriam precisado de pais ou adultos continentes e compreensivos.

Assim sendo, podemos pedir-lhes que concretizem esses pais ou adultos dando ao paciente a continência e a compreensão de que necessitavam. Freqüentemente, essa concretização traz à tona outras questões ligadas à dinâmica do paciente. Por exemplo, ele pode concluir que seus pais reais não seriam capazes de lhe dar o que precisava, ou que naquele momento de sua vida não havia nenhum adulto disponível para contê-lo etc.

Nesse caso, podemos pedir que ele realize, dramaticamente, um encontro entre seu eu adulto e seu eu criança, e trate de oferecer à criança o que ela buscava.

Aqui também podem surgir o que chamo de revezes da defesa. Costuma acontecer que o próprio paciente em seu papel de adulto repita as atitudes de incontinência que criticava nos adultos referidos. Esse é um mecanismo defensivo que os gestalt-terapeutas chamam de retroflexão — o paciente faz consigo mesmo o que odiou sofrer nas mãos de outrem. De qualquer forma, é útil que o paciente perceba a responsabilidade que tem na manutenção dessa auto-incontinência.

Enfim, tanto quanto possível, devemos ir trabalhando com o paciente, até ele ser capaz de desenvolver condutas defensivas mais adaptadas ao momento presente.

Exemplo*

a) *Dados pessoais*: S, 24 anos, há 7 anos em terapia individual e 3 anos em terapia grupal.

b) *Por que T propôs a técnica*: o paciente chega a essa sessão especialmente mobilizado. Começa logo a falar e seu problema consiste em ter tido, recentemente, alguns episódios de impotência sexual com a nova namorada. Alega estar estressado, pois além de estar trabalhando demais, fica ansioso com esta companheira porque ela mora em outro estado e só pode vê-la uma vez ao mês.

Enfim, o paciente justifica sua impotência de várias formas, mas ainda assim não consegue afastar uma sensação horrível de que ficará impotente para sempre.

T propôs a técnica do personagem defensivo mesclada no final com a técnica da situação inacabada. Isso porque se tratava de um tema algo constrangedor para ser lidado em cena aberta. Além disso, o paciente parecia estar utilizando muito uma defesa intelectual, mas com pouco contato com suas emoções subjacentes.

c) *Descrição da vivência do paciente*:

T propõe que o paciente caminhe um pouco pela sala, se estire buscando sentir seu corpo e distensionando as partes mais rígidas.

P: Ai... hoje não dá.

T: Se não dá para relaxar então contrai mais, sente tua tensão.

P (*mexe o corpo, estica braços e pernas*): Ai, que sensáção ruim!

T: Fecha os olhos S, de pé mesmo, respira fundo. Visualiza o momento onde você começa a sentir esta sensação ruim.

P: É para falar?

T: Não, só para visualizar. Me acena com a mão quando já conseguir ver a situação.

P (*de olhos fechados*): Tá, já sei quando.

T: Bom, entra no seu lugar nesta cena. Atina com o que você está sentindo. Onde esta sensação ruim fica mais presente no seu corpo.

P: No corpo todo (*de pé, olhos fechados e testa contraída*).

T: Sei... é muito ruim, mas tenta perceber onde é mais ruim.

P: Na cabeça e no coração.

T: Me descreve o que esta sensação faz com a tua cabeça.

---

*   Essa é uma sessão de grupo mas, por se tratar de um trabalho com protagonista individual, está sendo aqui incluída.

P: Embaralha tudo. É como uma placa que não deixa os pensamentos saírem.

T: E com o teu coração?

P: Encolhe ele. Faz ele ficar pequenininho,... é como uma picada,... pica e aí encolhe tudo.

T: O que fica mais forte para você agora. A placa na cabeça ou a picada que encolhe o coração?

P (*prontamente*): O coração.

T: Bom... eu quero agora que você seja este coração que leva picadas e se encolhe... deixa seu corpo todo ser ele.

P: (*se encolhe todo, fica de cócoras, cabeça baixa*).

T: Isso. Deixa esta sensação te guiar para achar um personagem que se sinta assim.

P: (*quase prontamente*): Um bichinho daqueles de propaganda de cárie. Ele é o bichinho que faz a cárie.

T: Ótimo! Abra os olhos agora, se levante e me ajude a conhecer o bichinho. Seja ele. O que você faz?

P (*enquanto bichinho*): Eu faço furos. Tenho uma britadeira nas mãos (*faz o gesto de perfurar o solo com uma britadeira*) e faço buracos.

T: E é bom fazer buracos? Faz tempo que você faz isso?

P: (*enquanto bichinho*): Sempre... faço isso a vida toda.

T: Desde que nasceu?

P (*enquanto bichinho*): Eu nasci da dor de uma pessoa. Quando a pessoa tem dor eu apareço e fico fazendo buracos.

T: Puxa... que interessante! É só alguém ter dor e pimba!... lá está você fazendo buracos.

P (*enquanto bichinho, rindo*): É... assim mesmo.

T (*coloca uma almofada perto de P*): Olha! Aqui está o S naquela hora, quando ele sentiu uma dor horrível, me mostra o que você fez com ele.

P (*enquanto bichinho*): Seu burro! (*Chuta a almofada, depois se agacha e bate forte com os dedos na almofada.*) Eu estou batendo no coração dele. Burro, seu burro, seu idiota... eu te disse para não fazer isso. Viu no que deu?

T (*para P enquanto bichinho*): Por que você está fazendo isso com ele?

P (*enquanto bichinho*): Para ele não fazer mais o que fez.

T (*para P enquanto bichinho*): Você vem lembrá-lo de que não mais deve fazer isso?

P (*enquanto bichinho*): É para ele aprender. Ele é teimoso e nunca aprende.

T (*para P enquanto bichinho*): E desde quando você ensina coisas a ele?

P (*enquanto bichinho*): Desde sempre e para o resto da vida. Ele precisa de mim.

T (*para P enquanto bichinho*): Ele que te criou, não é?

P (*enquanto bichinho*): É.

T (*para P*): Tá bom P. Respira fundo,... volta a ser você mesmo, troca aqui com a almofada. Deixa ela aqui sendo o bichinho. Fica de olhos fechados e me diga quando você chamou este bichinho pela primeira vez para te lembrar algo que você não devia fazer?

P (*senta no chão, no lugar da almofada, apóia os braços nos joelhos e encosta a cabeça*): Eu sei, mas tenho vergonha de contar (*esta sessão é de grupo*).

T (*para P*): Tudo bem, não conta, mas visualiza a cena. Só imagina o que aconteceu.

P: Tá legal.

T: Quantos anos você tem?

P: Bem pequeno, 3 ou 4 anos.

T: Vai se vendo. Vê como você está vestido, que carinha tem, vê o que aconteceu. Um minuto antes de criar o bichinho para te lembrar de nunca mais fazer o que você vai fazer... percebe o que você está sentindo.

P: Humilhação... fui enganado.

T: Sei, e o que mais?

P: Raiva. Muita raiva.

T: O que você precisa neste momento para não ter que criar este bicho que vai te ajudar circunstancialmente, mas vai também ficar o resto da tua vida te agredindo e te enchendo o saco depois?

P: Um pai forte que fosse lá e fizesse com ele o que ele fez comigo.

T: Olho por olho, dente por dente, não é?

P: É.

T: Só isso poderia te impedir de criar o bichinho?

P: Só.

T: Se o teu pai fizesse o mesmo com este cara, você esqueceria?

P: Esquecer não... mas me vingaria.

T: Ok. Quero que você imagine agora a mesma cena, só que aí está seu pai e ele te vinga. Veja-se agora vingado. Falta algo, você menininho precisa de algo?

P (*sentado, ainda de cabeça baixa apoiada nos joelhos*): Precisava que meu pai continuasse comigo.

T: Abra os olhos P, levanta. Deixa esta almofada sendo o menininho. Quero que você seja o pai dele e faça com ele o que ele precisa.

P (*enquanto pai*): Ele precisa de um abraço.

T: Não fala, faz.

P (*abraçando a almofada-menininho, muito forte e emocionado, ameaça abrir os olhos*).

T: S não abra os olhos, ainda não! Fica neste abraço de pai e imagina uma conversa, de pai para filho, sobre o que aconteceu (*T começa a falar pausadamente, frase por frase*).
— Seja o menino primeiro, e, olhando bem firme para o pai, conta tudo o que aconteceu, pergunta também tudo o que você precisa saber sobre as conseqüências futuras disto que aconteceu.
— Olha para o seu pai enquanto pergunta. Vê qual a expressão do rosto dele.
— Agora seja o seu pai. Olha para o menino, olha o rosto dele, enquanto ele fala tudo o que aconteceu.
— Responde, pai, o que ele quer saber. Não esconde nada, fala claro. Este menino precisa ser tranqüilizado das conseqüências futuras deste fato, porque senão vai ficar a vida toda muito assustado com isso.

P: (*fica o tempo todo abraçado com a almofada, muito quieto e visivelmente emocionado*).

T: Volta a ser o menino agora. Vê se tem algo mais a perguntar ou dizer para o seu pai. Troca com ele, responde ou se despede. Vai lentamente se afastando da almofada, respira fundo, abre os olhos devagar e volta para a gente.

Vestir fantasias

Este jogo visa, igualmente ao anterior, a busca da matriz da conduta defensiva. Inicialmente, procura-se definir a ansiedade, depois a defesa e seu mandato. É um trabalho menos completo do que o anterior, porque prescinde da fase final de reparação ou mudança da conduta defensiva.

Às vezes o paciente trás algum material importante já no final da sessão. Essa técnica se presta a uma olhada breve, mas profunda, no problema levantado.

Ficha técnica
Parte-se de alguma situação ansiogênica descrita pelo paciente. Pode ser a dificuldade de exercer seu papel profissional, por exemplo, ou dificuldades relacionadas com algum vínculo, ou até mesmo uma sensação difusa de desconforto.

Pede-se que o paciente visualize-se na situação-problema, sinta sua ansiedade e observe sua reação.

Em seguida, pedimos que ele vista uma fantasia de acordo com sua reação e que nos conte a história do personagem representado. Quando ele nasceu, como era sua família, qual foi a vida que ele levou etc.

Depois de bem explorada a primeira fantasia, pedimos uma segunda fantasia. Sugerimos que o paciente volte a visualizar a situação-problema

108

e nos complete a seguinte frase: escolhi ser... (a primeira fantasia)... para não ser... (o paciente irá completar com a segunda fantasia). Esta segunda fantasia também deve ser dramatizada ou explorada através de entrevista.

Por último, pedimos ao paciente que respire fundo, e com os olhos fechados nos diga qual personagem (encarnado pela fantasia) criou o outro, ou seja, qual daqueles papéis reativos surgiu primeiro em sua vida e para quê?

Em geral, percebemos que os dois personagens são partes da mesma metáfora defensiva, um o oposto do outro, pólos extremados, falsas opções. Isto se deve ao fato de corresponderem a formas infantis de avaliação da vida, da realidade e das pessoas.

Ao paciente adulto cabe refazer essa avaliação infantil à luz de sua experiência, mas só poderá fazê-lo se puder ter melhor contida a criança dentro de si. Essa técnica visa tornar a criança do paciente mais compreensível para ele mesmo.

Baú de fantasias

Essa técnica é exatamente igual à anterior, mas tem uma introdução diferente. Além disso, ela não parte de situações conflitivas ou ansiogênicas que o paciente esteja relatando. Pelo contrário, ela se presta àquelas sessões onde o paciente está bem, harmonioso e não sabe exatamente o que trabalhar na terapia.

Ficha técnica
Pede-se ao paciente que comece caminhando pela sala, estire-se, descontraia o corpo e, enquanto isso, ouça a história que vamos contar.

O terapeuta deve se revestir de um certo ar de "contador de histórias", e aquecer o paciente verbalmente, conforme for falando. Vou descrever apenas a consigna básica, mas cada terapeuta deve enriquecê-la com sua criatividade e capacidade dramática:

T: Imagine P um castelo antigo. Você já viu algum, pessoalmente ou em algum filme? (T estimula o paciente a responder e descrever como é o castelo que ele imagina, quantos quartos tem, se fica num bosque no norte da Inglaterra ou no sul da França, se os jardins são bem cuidados, como são etc. Quanto mais o paciente descrever o castelo e se sentir nele, melhor.)

Ótimo! Agora que já vimos bem o seu castelo, quero que você me leve até o sótão. Sim, porque todo castelo tem um sótão e lá se guardam coisas muito interessantes e eu adoro remexer velharias. Você pode me levar até lá? Me descreve o caminho que temos que fazer, há escadas?

Muitas? Quantos andares? As escadas rangem? São de madeira antiga? (Enfim, o terapeuta busca auxiliar o paciente a entrar nesse clima de sonho.) — Ufa! Chegamos! Estou tão cansado de subir escadas, você não? Bom, temos que abrir esta porta. Você pode fazer isto, ela parece muito pesada para mim (estimula-se o paciente a imaginar a porta do sótão, que é dura e range porque falta óleo na dobradiça etc.).

— Olhe, P! Quantas coisas existem aqui. Que poeira, tem teia de aranha, cuidado! Olha aquele móvel de época... e aquele chapéu antigo... e você, o que encontrou? (estimula-se o paciente a nos descrever o que ele próprio encontrou de objetos e coisas antigas).

— Nossa! Olha o que eu encontrei aqui no meio da sala! Um baú antigo. Deve ter uns mil anos. Vamos abrir. Me ajude... está forrado de fantasias! Olha esta aqui, qual é o nome dela mesmo, P? (estimula-se assim o paciente a nomear fantasias que lhe vêm à mente.)

— Eu queria P que você escolhesse uma fantasia para brincar, aquela que te parecer mais bonita ou mais engraçada. Escolha!

— T auxilia então o paciente a explorar o personagem metafórico da fantasia e continua o jogo da mesma forma que o anterior (p. 108), ou seja, pede em seguida uma segunda fantasia e procura definir com o paciente qual das duas surgiu primeiro, ou seja, qual delas representa sua conduta defensiva e qual representa aquilo que ele está defendendo.

— É sempre possível continuar esse jogo. Se tivermos tempo podemos buscar o *locus* destas condutas e mesmo tentar trabalhar a matriz. Senão, paramos por aqui e processamos verbalmente.

Exemplo

a) *Dados pessoais*: R, 40 anos, sexo feminino, há 3 anos em psicodrama bipessoal. Sua queixa principal sempre foi uma espécie de angústia generalizada, sensação de insatisfação pessoal, incapacidade de terminar os projetos nos quais se lança. Sempre larga tudo no meio. Fez muitos anos de análise que lhe equiparam com uma linguagem altamente psicanalítica e estereotipada.

b) *Por que T propôs o jogo:* A paciente estava num dos muitos momentos aparentemente improdutivos da terapia. Tudo parecia repetido, ela estava desanimada, deprimida. Eu de minha parte também não sabia bem o que se passava. Ela não tinha um tema para esta sessão; trazia só seu desânimo.

c) *Descrição da vivência da paciente:* T pede a R que se levante, estire, caminhe pela sala, faça movimentos de tira-sai-me larga (como que espantando galinhas, só que desta feita espantando o desânimo e a depressão).

Enfim, T tenta mobilizar o mais que pode o corpo da paciente. Quando sente-a razoavelmente aquecida, começa a lhe contar a estória do castelo (ver na p. 109).

R fica surpresa com a atitude lúdica de T, ouve interessadíssima, seus olhos brilham. (T estava especialmente inspirada e teatral nesse dia.) Após a introdução do baú de fantasias, R imediatamente escolhe a fantasia de aviadora. Veste-se com a roupa imaginária e, durante cerca de 10 minutos, ganha vida a primeira aviadora mulher do Brasil. Ela, a aviadora, é muito aplaudida por seus feitos, sobretudo por exercer uma tarefa masculina com sucesso. É forte, hábil, poderosa, admirada por todos (R chora).

Depois de vivida a aviadora, T pede a R que tire as calças e botas e trate de escolher outra fantasia dentro do baú. R tem extrema dificuldade de escolher desta vez. Olha o baú, mexe e remexe, nomeia todas as outras roupagens e, finalmente, escolhe a fantasia de "melindrosa".

Veste a roupa de franjas, o sapato alto, a meia de ligas de renda, a saia entreaberta... Surge do nada uma mulher sensual, mas muito frágil, parece "uma boneca ", diz ela, um "bibelô " (R chora).

T coloca, lado a lado, uma almofada para a aviadora e uma almofada para a melindrosa. Pede a R que olhe de longe, veja as duas. (T vai nomeando detalhes das duas fantasias e das personalidades de ambas, para manter o aquecimento.)

Pergunta então a R quem surgiu primeiro em sua vida, a melindrosa ou a aviadora e para quê.

R responde prontamente e chorando: a melindrosa. Conta que a mãe a tratava como um bibelô, "a filha arrumadinha do médico da cidade", a quem se banha, se penteia, se alimenta e se põe de lado. Um brinquedo para os adultos se distraírem um pouquinho. Jamais se sentira importante em casa, apesar de ser a "gracinha" de todos.

Um dia (isto é fato real), chega à sua cidade, no interior de São Paulo, a tal aviadora, que é recebida com honras e aplausos por todos.

R com 5 ou 6 anos, então, reconhece que aquela sim era uma pessoa importante. Seu narcisismo humilhado até então, cria um ego ideal — já sabe como dignificar sua "menininha sem importância". Decide ser "alguém", como a aviadora, há de realizar na vida algo tão estupendo quanto ela. Esta se torna a grande tarefa de sua vida.

R seguiu a carreira de arquitetura, mas nunca chegou a ter a importância que gostaria. Tudo o que faz ou fez lhe parece pouco.

Percebe emocionada nesta sessão que a sua menininha humilhada não fica satisfeita com nada. Sempre quer mais. Conversa com ela, tenta lhe mostrar, no papel de adulta, que não se trata de esconder sua feminilidade, nem de ser aplaudida. Aquelas eram demandas de uma menina ferida. Tem que haver outra saída, clama!

Passamos muitas outras sessões processando os elementos que surgiram nesta. Essa vivência foi, de fato, muito importante para ela e para mim, "terapeuta perdida" naquela altura.

Jogo de fantoches

Nesse jogo, o personagem que encarna a conduta defensiva e o personagem que presentifica o aspecto da personalidade que está sendo defendido se enfrentarão num diálogo. As consignas iniciais visam exatamente discriminar esses dois personagens. Posteriormente, pedimos que o paciente imagine que cada personagem é uma de suas mãos e que elas deverão manter um diálogo entre si.

A seguir, darei dois exemplos de consignas que auxiliam na busca dos personagens.

Fantoche 1

Ficha técnica
Pede-se ao paciente, após um aquecimento inicial em movimento, que assuma corporalmente a posição que tem ante a vida. Ele deve representar com todo o seu corpo esta postura (A).

Nessa posição, o paciente deve localizar aquilo que está evitando (B).

Transformar as mãos em fantoches que representam A e B.

Os fantoches devem conversar entre si.

Esse jogo pode continuar, ou através da busca da matriz da conduta defensiva (ver p. 101 — Jogo do personagem), ou através da criação de um terceiro personagem que seja a síntese positiva dos outros dois).

Fantoche 2

— Olhe, P, para a sua vida e veja a situação atual que te deixa mais tensa(o), aquela que você de bom grado evitaria viver, se pudesse.

Veja o que você sente nessa situação.

Crie um personagem a partir dessa sensação (A).

Complete agora, tendo em vista a mesma situação: eu escolho ser... (o personagem A)... para não ser... (o personagem B)...

Faça A e B se enfrentarem num diálogo.

Esse jogo, igualmente ao anterior, pode evoluir para a pesquisa do *locus*, matriz e *status nascendi* da conduta defensiva, ou simplesmente terminar com a criação de um terceiro personagem-síntese.

VII O compartilhar

Para encerrar esse livro, quero falar algumas palavras sobre a etapa final da sessão, o compartilhar ou o *sharing*, como é mais conhecida.

Moreno chama essa fase de *participação terapêutica do grupo*, pois nela todos os participantes são solicitados a compartilhar com o protagonista os sentimentos, as emoções e os pensamentos eliciados pelo trabalho dramático. O diretor deve cuidar para que os comentários não enveredem por um caminho crítico ou valorativo, uma vez que a dramatização desnudou e fragilizou, de certa forma, o protagonista. Pelo contrário, essa troca de experiências visa refazer uma certa simetria entre os membros do grupo que, nesse momento, se despem um pouco de suas defesas intelectuais e ficam mais próximos do protagonista.

No psicodrama bipessoal processual, esse compartilhar de experiências e emoções deve ser entendido, penso, com certa cautela. Em primeiro lugar, a relação terapêutica é, de fato, assimétrica em muitos aspectos. Basicamente é uma relação profissional, onde o paciente paga o trabalho do terapeuta e espera ser bem cuidado por esse. Portanto, mesmo quando o terapeuta expõe alguma peculiaridade de sua vida pessoal, essa assimetria não desaparece.

Em segundo lugar, não é possível imaginar o cotidiano de um terapeuta que compartilhe experiências em todas as sessões dramatizadas com todos os seus pacientes. Acho que ficaria extremamente artificial e chata essa prática compulsória.

Bustos[67] diz que da tele e da autenticidade do diretor advém a conduta mais adequada num *sharing*. Também penso assim.

Às vezes observo, por exemplo, que o fato de mencionar algo que me aconteceu ou que senti de semelhante parece trazer um certo alento ao paciente, como que desfazendo o caráter de experiência única, excepcional, com a qual ele recobre a situação traumática que acabou de revivenciar.

Outras vezes, porém, chego à conclusão que não é de alento que o paciente precisa, mas sim viver exatamente este caráter único de sua dor, de sua depressão e aprender a conviver com isso. Quem precisa de alento, eventualmente, sou eu, que não estou suportando ver meu paciente sofrer. Não acho absurdo o terapeuta compartilhar um ou outro detalhe de sua vida pessoal pertinente e relacionado ao material trazido pelo paciente. Mas os exageros dessa atitude, penso, estão mais a serviço de uma necessidade do terapeuta do que do bem-estar do paciente, e devem, portanto, ser evitados.

O terapeuta tem que sempre avaliar se o seu *sharing* está a serviço dele mesmo ou do paciente. E esta avaliação não é fácil, pois exige certa humildade de perceber as próprias necessidades e a capacidade de direcionar a obtenção de satisfação narcísica em outras fontes que não no paciente.

Notas

1. Fonseca Filho, J. S. "Memórias de Beacon e outras memórias", *in* Aguiar, Moisés, *O psicodramaturgo J.L. Moreno, 1889-1981*, São Paulo, Casa do Psicólogo, 1990, p. 34.
2. Perazzo, Sérgio. "O método psicodramático no atendimento bipessoal", texto elaborado para o V Congresso Brasileiro de Psicodrama, Rio de Janeiro, 1990.
3. Bustos, D. M. *Nuevos rumbos en psicoterapia psicodramática*, Momento, 1985, p. 41.
4. Rojas-Bermudez, J. G. *Que es el sicodrama?*, Celsius, Buenos Aires, 4ª edição, 1984, p. 2.
5. Moreno, J. L. *Fundamentos do psicodrama*, São Paulo, Summus, 1983, cap. IV, p. 246.
6. Navarro, M. P. *et alii.* "A propósito do psicodrama bipessoal", *in Revista da FEBRAP*, ano 4, 1: 35-38.
7. Moreno, J. L. *Psicodrama*, São Paulo, Cultrix, 1975, p. 109.
8. *Idem, ibidem*, p. 300.
9. *Idem, ibidem*, p. 236.
10. *Idem, ibidem*, p. 298.
11. *Idem, ibidem*, p. 299.
12. Bustos, D. M. *Op.cit.*, p. 41.
13. Rojas-Bermudez, J. G. *Op. cit.*, p. 3.
14. *Idem, ibidem*, pp. 144-146.
15. Dias, Victor R. G. S. *Psicodrama — teoria e prática*, São Paulo, Ágora, 1987, pp. 87-89.
16. Fonseca Filho, J. S. "Psicodrama interno", trabalho apresentado no II Congresso de Psicodrama, Canela, 1980, p. 2.
17. *Idem, ibidem*, p. 10.
18. Fonseca Filho, J. S. "Psicoterapia da Relação ", *in Revista Temas — Teoria e prática da psicoterapia*, a ser editada.
19. Altenfelder Silva Filho, L. M. "Psicograma, utilização do desenho em psicoterapia psicodramática", *in Revista Temas — Teoria e prática da psicoterapia*, São Paulo, 1981, vol. 21, pp. 101-127.
20. Kaufman, A. "O jogo em psicoterapia individual", *in Revista da FEBRAP*, 1978, vol. 2, pp. 82-86.
21. Bustos, D. M. *Psicoterapia psicodramática*, São Paulo, Brasiliense, 1979, cap. VII, p. 123.
22. Bustos, D. M. *Nuevos rumbos en psicoterapia psicodramática*, p. 39.
23. Bustos, D. M. *O psicodrama*, São Paulo, Summus, 1980, cap. II, p. 38.
24. Aguiar, Moisés. *Teatro da anarquia, um resgate do psicodrama*, Papirus, 1988, p. 32.
25. Flavell, H. J. *A psicologia do desenvolvimento de Jean Piaget*, São Paulo, Pioneira, 1975, pp. 85-89.
26. Freud, S. "O porvenir da terapia psicanalítica (1910)", *in Obras Completas*, Madri, Biblioteca Nueva, 1973, pp. 1654-1661.

27. Esteves, M. E. R. "Relação diretor-protagonista: uma contribuição ao estudo da entrevista na cena psicodramática", in *Revista dos Anais do 6º Congresso Brasileiro de Psicodrama*, FEBRAP, p. 114.
28. Moreno, J. L. *Psicoterapia de grupo e psicodrama*, São Paulo, Mestre Jou, 1974, p. 286.
29. Moreno, J. L. *Psicodrama*, p. 97.
30. Leventon, Eva. *Psicodrama para o clínico tímido*, São Paulo, Manole, 1979, cap. III, p. 19.
31. Gonçalves, C. *et alii. Lições de psicodrama*, São Paulo, Ágora, 1988, p. 89.
32. Fonseca Filho, J. *Psicodrama da loucura*, 3ª edição, São Paulo, Ágora, 1980, pp. 83-99.
33. Bustos, M. D. *O Psicodrama*, p. 81.
34. *Idem, ibidem*, p. 84.
35. Dias, Vitor R. *Psicodrama — teoria e prática*, pp. 123-140.
36. Fonseca Filho, J. S. *Psicodrama da loucura*, p. 2.
37. Dias, Victor R *Op. cit.*, pp. 123-140.
38. Fonseca Filho, J. "Psicodrama Interno", p. 10.
39. *Idem, ibidem*, p. 8.
40. Moreno, J. L. *Psicoterapia de grupo e psicodrama*, p. 132.
41. Moreno, J. L. *Fundamentos do Psicodrama*, p. 109.
42. Wolf, J. R. *Sonho e loucura*, São Paulo, Ática, 1985.
43. Moreno, J. L. *Psicoterapia de grupo e psicodrama*, pp. 308-309.
44. Fonseca Filho, J. "O emprego de elementos lúdicos em psicoterapia individual", apostila distribuída pela SOPSP — Sociedade de Psicodrama de S. Paulo.
45. Rojas-Bermudez, J. G. *Introdução ao psicodrama*, São Paulo, Mestre Jou, 1970, capítulo 10.
46. Rojas-Bermudez, J. G. *Que es el sicodrama?*, pp. 144-146.
47. Población, P. *et alii.* "La escultura en terapia familiar", in *Revista Vínculos-Revista de psicodrama, terapia familiar y outras técnicas grupales*, Madri, 1991, nº 3, pp. 79-95.
48. *Idem, ibidem*, p. 81.
49. Laplanche, J. e Pontalis, J. B. *Vocabulário de psicanálise*, Moraes, 4ª edição, p. 190.
50. Laplanche, J. e Pontalis, J. B. *Vocabulário de psicanálise*, Moraes, 4ª edição, p. 289.
51. Lowen, A. *Bioenergetics*, Coward, Nova York, Mc Cann & Geoghegn, 1975, pp. 193-198.
52. Moreno J. L. *Psicodrama*, p. 55, nota de rodapé.
53. Freud, S. "Análise da fobia de um menino de 5 anos", in *Obras Completas*, Madri, Biblioteca Nueva, 1973, vol. II, p. 1365.
54. Freud, S. "Mais além do princípio do prazer, in *Obras Completas*, Madri, Biblioteca Nueva, 1973, vol. III, p. 2511.
55. Moreno J. L. *Psicodrama*, p. 99.
56. Castanho, G. P. "O jogo dramático na formação do psicodramatista", trabalho apresentado à SOPSP — Sociedade de Psicodrama de São Paulo, para credenciamento de terapeuta de aluno, 1986.
57. Zinker, Joseph. *O processo criativo na terapia guestáltica*, Buenos Aires, Paidós, 1979, capítulo 6, pp. 105-126.
58. Moreno J. L. *Psicodrama*, p. 239, nota de rodapé.

59. Rojas-Bermudez, J. G. *Que es el sicodrama?*, pp. 207-209.
60. Leventon, E. *Psicodrama para o clínico tímido*, p. 75.
61. Fagan. J. *et alii. Guestalterapia*, Rio de Janeiro, Zahar, 1980, 4ª edição, pp. 194 a 206.
62. *Idem, ibidem.*
63. *Idem, ibidem.*
64. Fonseca Filho, J. "Psicoterapia da Relação", *Revista Temas — Teoria e prática da psicoterapia*, a ser editada.
65. *Idem, ibidem.*
66. *Idem, ibidem.*
67. Bustos, M. D. *Psicoterapia psicodramática*, p. 19.

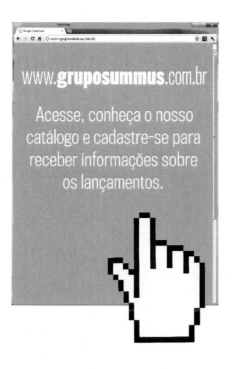